让宝宝爱上吃饭

聪明宝宝最爱吃的营养美食

金春华 著

Let your baby fall in love to eat

SPM
南方出版传媒
广东科技出版社
·广州·

图书在版编目（CIP）数据

让宝宝爱上吃饭：聪明宝宝最爱吃的营养美食／金春华著.
—广州：广东科技出版社，2015.2
（辣妈育儿）
ISBN 978-7-5359-6018-4

Ⅰ.①让… Ⅱ.①金… Ⅲ.①婴幼儿－保健－食谱
Ⅳ.①TS972.162

中国版本图书馆CIP数据核字（2014）第266771号

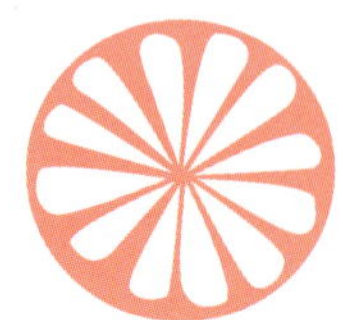

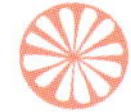

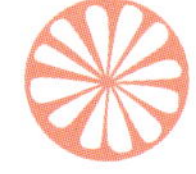

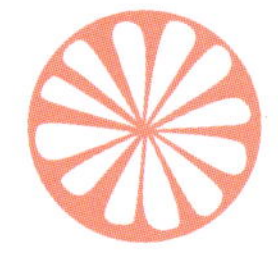

Rang Baobao Aishang Chifan：Congming Baobao Zui Aichi De Yingyang Meishi

让宝宝爱上吃饭：聪明宝宝最爱吃的营养美食

责任编辑：马霄行　　责任校对：蒋鸣亚　盘婉薇　冯思婧
特约编辑：鹿　瑶　　责任印制：何小红
美术编辑：吴金周　　装帧设计：刘潇然　韩少杰

出版发行：广东科技出版社
（广州市环市东路水荫路11号　邮政编码：510075）
http：//www.gdstp.com.cn
E-mail：gdkjyxb@gdstp.com.cn（营销中心）
E-mail：gdkjzbb@gdstp.com.cn（总编办）
经　销：广东新华发行集团股份有限公司
印　刷：北京缤索印刷有限公司
（北京市朝阳区十八里店张家店　邮政编码：100023）
规　格：720mm×1 000mm　1/12　印张16　字数200千
版　次：2015年2月第1版
2015年2月第1次印刷
定　价：42.00元

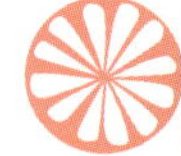

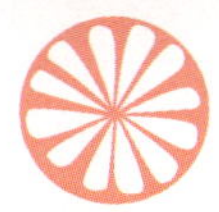

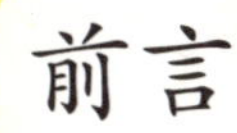

FOREWORD

前言

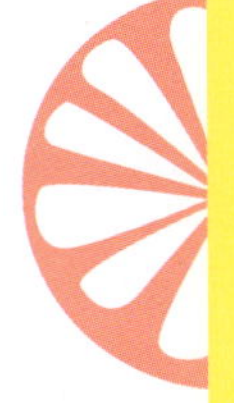

“宝贝，妈妈求你了，再吃最后一口好不好，乖！”这种家长追着孩子喂饭的情景，相信在很多家庭中经常上演。孩子不好好吃饭，已经成了所有家长心中共同的痛。

为了解决这个让人焦心的难题，相信不少妈妈都曾大量采购各种菜谱，力求增进厨艺，为宝宝做出营养好吃饭的菜肴；或者学习国外的育儿经验，痛下狠心，宝宝不好好吃饭就饿他一顿；又或者绞尽脑汁，把菜肴做成各种卡通形状，以求吸引宝宝的注意力。当一切的努力都没有效果时，如何解决吃饭难题就成了所有新手妈妈们的未解之谜。

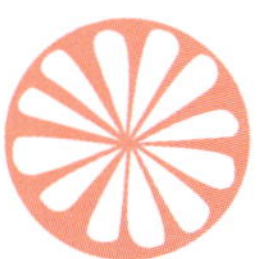

其实，造成宝宝不爱吃饭的原因非常多，比如某些营养素的缺失就会造成孩子胃口不佳，这种情况所导致的厌食、挑食，如果不能及时补充营养素，尝试任何方法都是效果甚微的。再例如，有的家庭中，奶奶和母亲一起带宝宝，奶奶因为担心宝宝吃不饱而坚持亲自喂饭，而妈妈看过一些育儿方面的书，坚持认为宝宝应该自己吃。这时候

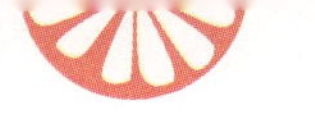
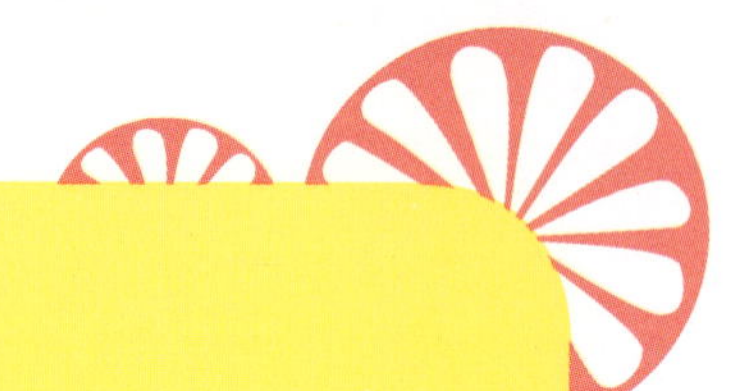

奶奶和妈妈就会采用两种不同的喂养方式，把宝宝夹在中间，很容易使宝宝对两种喂养方式都产生排斥，更加讨厌吃饭。

由此可见，让宝宝爱上吃饭需要从多方面着手解决。本书从儿童营养学和父母行为学两方面着手，系统地对造成婴幼儿挑食、厌食的种种原因进行了归纳整理。并为读者提供了营养食谱和创意食谱，帮助妈妈们做出更适合孩子的美食。

希望这本书能够让更多的妈妈看到宝宝吃光盘子里的饭餐，开心打着饱嗝的情景，更希望这本书能让更多的宝宝健康茁壮地成长。

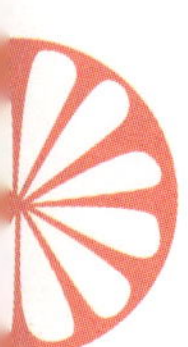
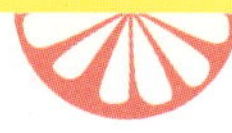

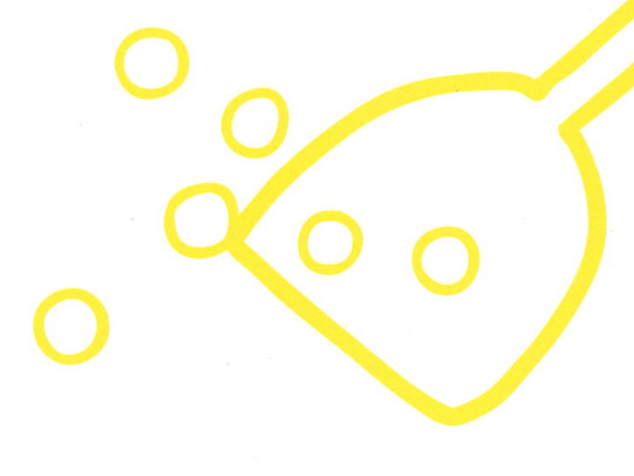

Part 1

让宝宝爱上吃饭很简单 1

CHAPTER 1 找出宝贝长期不爱吃饭的原因 2

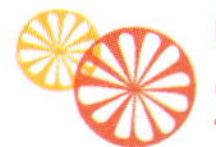

CHAPTER 2 宝宝突然不爱吃饭，是否积食在作祟 16

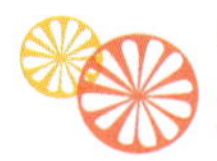

CHAPTER 3

宝宝病好后，不爱吃饭怎么办 26

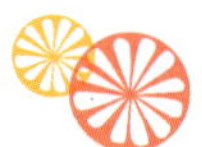

CHAPTER 4

10 大秘诀让宝宝爱上吃饭 40

Part 2

创意宝宝餐——DIY美食越吃越开心 69

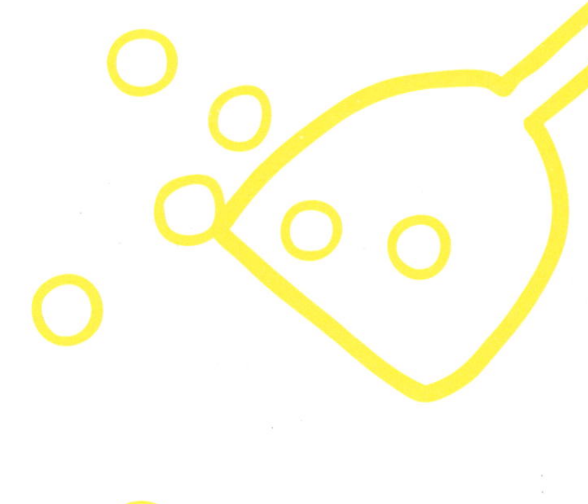

Part 3

让宝宝茁壮成长的营养密码 83

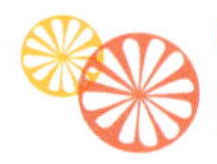

CHAPTER 3

蛋白质——构筑宝宝的生命支柱　122

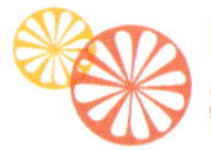

CHAPTER 4

碳水化合物——宝宝能量的供应站　128

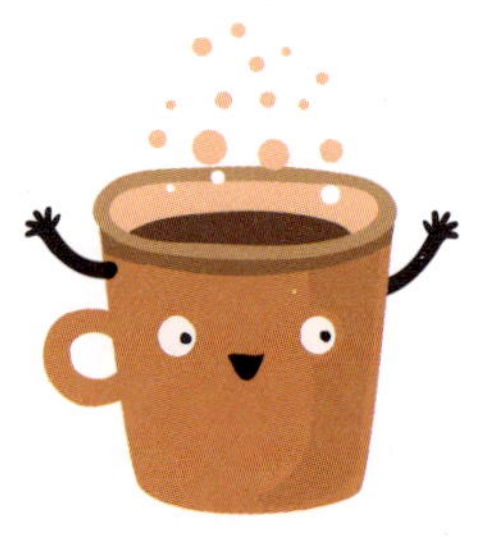

Part 4

功能营养餐——妈妈，再来一碗！ 135

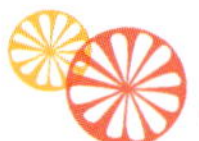

CHAPTER1

补锌食谱——促进宝宝发育　136

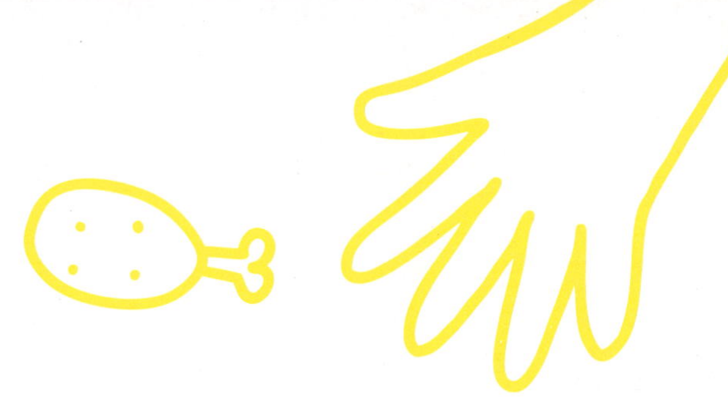

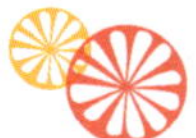

CHAPTER2 补铁食谱——提高宝宝造血机能 146

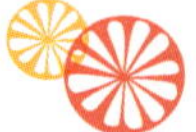

CHAPTER3 补钙食谱——让宝宝骨骼更强壮 154

CHAPTER4 补维生素食谱——促进宝宝新陈代谢 162

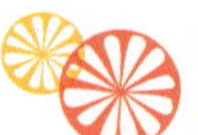

CHAPTER5 开胃消食食谱——让宝宝吃饭更香 170

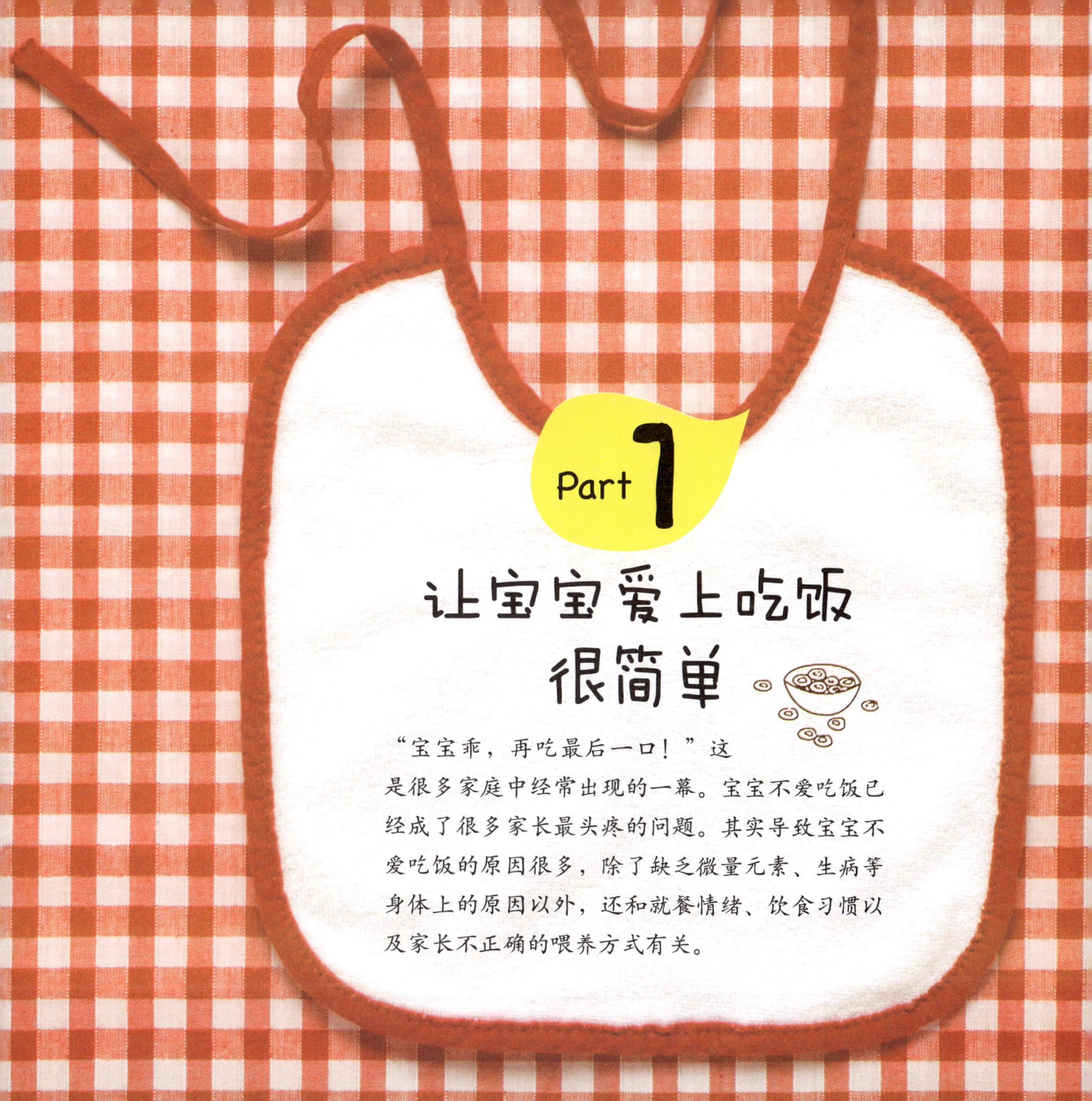

Part 1

让宝宝爱上吃饭很简单

“宝宝乖，再吃最后一口！”这是很多家庭中经常出现的一幕。宝宝不爱吃饭已经成了很多家长最头疼的问题。其实导致宝宝不爱吃饭的原因很多，除了缺乏微量元素、生病等身体上的原因以外，还和就餐情绪、饮食习惯以及家长不正确的喂养方式有关。

找出宝贝长期不爱吃饭的原因

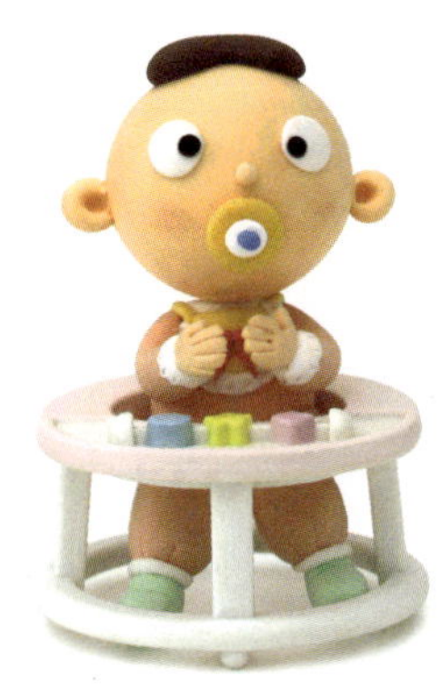

宝宝不爱吃饭让很多父母头疼。让我们一起来看看，你的宝宝不爱吃饭，是否与下列因素有关。

 生病或缺乏微量元素

宝宝出现不想吃饭的情况时，爸爸妈妈首先要确定宝宝有没有患病。如果宝宝患有感冒、发烧、胃炎等病症，都会使食欲下降。另外若宝宝的肝脏发生病变，初期的表现也是不想进食或进食量减少。总之，宝宝食欲不好，妈妈和爸爸不能只顾着急，逼着宝宝吃，而是要先带宝宝去医院进行检查，排除身体健康方面的原因后，再考虑下一步对策。

除了生病，导致宝宝不爱吃饭的另一个原因可能是缺乏微量元素。微量元素对宝宝的健康成长有着不可忽视的作用，微量元素摄入过量或缺乏都会对宝宝的生长发育产生影响。针对许多父母担心的宝宝不爱吃饭、挑食厌食问题，从微量元素的角度分析，通常是由于缺锌所致。

锌是唾液中味觉素的组成成分之一，缺锌会影响味觉和食欲，这表现在两个方

面，一是会影响味蕾的功能，使味觉功能减退；二是会导致黏膜增生和角化不全，使大量脱落的上皮细胞堵塞味蕾小孔，从而导致食物难以接触到味蕾，使宝宝的味觉变得不敏感。

缺锌会导致宝宝挑食、厌食，影响生长发育。父母在日常饮食中可鼓励宝宝多吃核桃、蛋黄、花生等含锌丰富的食物，也可让宝宝适当补充锌剂。不过，要注意的是，如果宝宝饮食正常，便不可盲目补锌。

零食不离口，宝宝吃不下

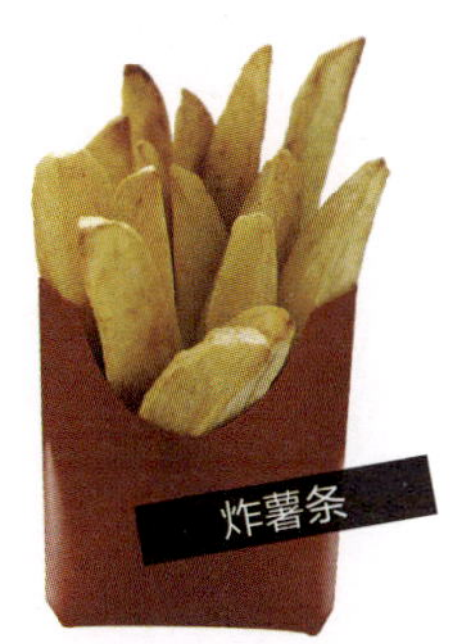
炸薯条

零食不离口同样是导致宝宝不爱吃饭的原因之一。相对于日常饭菜，宝宝更喜爱吃零食。这是因为零食不但口味丰富，而且形状、色彩、图案做得都十分符合宝宝的心理，像印有唐老鸭图案的饼干、做成蘑菇形状的巧克力等，宝宝觉得好玩，自然就会吃得多。零食吃多了，宝宝有限的胃容量就没有余地去装饭菜，而且肠胃中始终有食物，宝宝也很难产生饥饿感，自然不会有胃口在正餐时间好好吃饭了。

零食不离口会给宝宝的健康带来很多隐患。过量的零食会导致肠胃无法得到充分休息，使消化液的分泌减少，引起肠胃功能失调。尤其是一些含糖量过高的甜食，在肠道中容易发酵产气，使肚子产生饱腹感，大大降低宝宝的食欲。长期下去，必会导致营养不良，影响宝宝成长发育。

但是，绝对禁止宝宝吃零食是非常困难的，为了不影响正餐，爸爸妈妈在给宝宝吃零食时，需要讲究点策略。

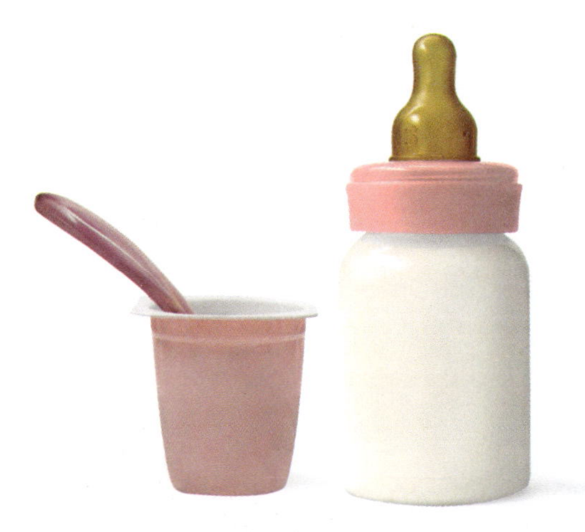

给宝宝吃低糖高钙的食品

有的零食糖分太多，宝宝吃多了，一是容易发胖，二是对牙齿不好，三是容易引起胃酸过多。因此，在给宝宝选购食品时，不要选含糖量过高的食品，而要选低糖高钙食品。因为钙对于宝宝来说，是生长发育过程中必不可少的营养素，市场上有许多适合宝宝吃的钙质食品，应有意识地给宝宝吃一些，以促进宝宝骨骼的发育。

宝宝的零食要事先买好

有的父母总喜欢带宝宝去超市，让宝宝自己挑选喜欢吃的零食，这样做弊多利少。在超市里，小食品一般都摆放在宝宝能够得着的地方。看到在电视广告中出现的小食品袋，宝宝拿起来就不肯放手，忍到父母结完账，满满的期待感让零食变得更加好玩，这时宝宝很容易一下子就把零食全部吃光。到吃饭的时候，宝宝吃进肚子里的零食尚未消化完，势必影响宝宝正常的进食量，同时也提高了零食在宝宝心中的地位，还容易使宝宝养成吃独食、自私等坏毛病，不利于宝宝身心的发展。因此，给宝宝的零食要事先买好，尽量不要让宝宝自己挑选。

零食不要一次给得太多

父母在给宝宝吃零食时，不要一次性在宝宝面前摆太多的种类，并且要控制零食的量。因为宝宝没有自制力，所以如果家长不加以干预，宝宝就很容易吃过量，而如果宝宝已经看到了大量的零食却不让他一次吃完又会引起宝宝哭闹，所以家长一定要控制好让宝宝看见的零食量。

其他小妙招

1. 宝宝吵着吃零食的时候，可以带他做一些有趣的小游戏，这样可以有效转移宝宝对零食的注意力。

2. 经常和宝宝讲吃零食造成的不好后果，如长蛀牙、牙痛、影响长个子等。

3. 不要拿零食做诱饵逗引宝宝，以防让宝宝在潜意识中认为零食是个好东西。

4. 不管宝宝怎么撒娇或哭闹，父母都不能妥协，要让他知道在吃零食的问题上父母绝不会心软，以免宝宝养成坏习惯。

饭菜不可口，宝宝没食欲

年轻的父母们在抱怨宝宝不爱吃饭的同时，很少从宝宝的角度去考虑。如果每天饭桌上摆的饭菜都一成不变，就连成年人也会很快对吃饭没有兴趣，更何况对饭菜更挑剔的宝宝呢？因此，爸爸妈妈的一项重要工作就是学习如何烹饪出色、香、味俱全的宝宝餐。

对于已经可以独立进食的宝宝来说，每餐菜品的种类不一定要多，但要尽量让宝宝吃到各种各样的食物，享受各种食物的不同味道。若是食谱单调，宝宝就会拒绝其他的食物，并且在这不变的几样菜中，宝宝也很可能因感到枯燥乏味而拒绝，这样宝宝就容易产生厌食、挑食的现象。

橘子

下面介绍一些能让饭菜变得更可口的小妙招，爸爸妈妈们可以尝试一下。

原料的选择

在菜肴原料的选择上，应选择新鲜、易煮烂、易咀嚼的食物，如多选新鲜绿叶菜，少选笋类，多选豆制品；鱼类选择肉多刺少的海鱼或淡水鱼，如带鱼、鲳鱼、鲶鱼等；肉类宜买少骨少筋的，如鸡胸脯肉、猪腿肉等。

食物的加工

在食物初加工时，应做到先洗后切。蔬菜先浸泡半小时到1小时，然后清洗；鱼、肉、虾应清洗干净，减少腥味；切菜时还应切得稍微小一点、细一点，这样既适合宝宝嘴巴的大小，又可以成为宝宝的“手指食品”，能拿在手上吃。水产品、肉类须去骨、去刺。

烹调的方法

烹饪上应多采用炒、煮、蒸、焖、煨等，尽量不用或少用油煎、油炸、烧烤等方法。蔬菜一般用急火快炒；肉类可先用蛋清、淀粉上浆后再炒，也可炖汤；鱼类以清蒸或炖汤为佳。在调味时讲究清淡、少刺激、低盐、少糖、不用味精，特别注意不要以成人的口味标准来对待宝宝的口味。

根据季节制作食物

在食物的制作和烹调中，除了强调平衡膳食外，也要考虑季节特点：春季，春光明媚，万物复苏，日照好，宝宝生长快，应多给宝宝吃些含钙、蛋白质丰富的食物，如牛奶、虾米、肉骨头炖黄豆汤等，以促进宝宝骨骼生长；夏季天气炎热，出汗多，应多给宝宝吃一些清爽食品，如冬瓜、苦瓜、番茄、百合等；秋季天气干燥，可给宝宝多吃些滋阴润燥的食物，如荸荠、藕、芋头、山药等；冬季气候寒冷，人体生理活动需要的热量增加，应多给宝宝吃些富含热量、高蛋白的食品，如羊肉、牛肉、红薯、红枣、萝卜等。

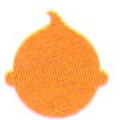

就餐情绪不佳，宝宝不想吃

据统计，现代生活中儿童产生厌食、偏食、拒食的原因48%是由于就餐情绪不良所引起的。父母不了解或忽视了宝宝的心理变化，在宝宝就餐前有一些不适当的言行，会导致宝宝食欲下降，甚至出现厌食、偏食。

从生理发育来看，当宝宝可以独立进食时，说明其智力也有了飞跃性的发展，其思维能力也发生着某些改变，这在饮食方面表现得尤为突出。在这一时期，宝宝的空腹感与食欲的关系不再紧密，因为在这两个生理环节之间，已有了心理因素的介入。宝宝可能在空腹时不想吃东西，或是在吃得很饱后，仍会不停地吃自己所喜欢的食物。这时的吃就不单单是生理性食欲，而是经验性、能动性食欲。由此可见，宝宝的食欲除与其生理本能相关外，还与后天的培养有关。所以，重视宝宝的就餐情绪，是让宝宝爱上吃饭的重要环节。

一般来说，影响宝宝餐前情绪的行为有以下几种：

独自进餐

现代生活的快节奏使年轻的父母不得不经常让宝宝独自进餐。让宝宝独自进餐有两个明显的弊端：

一是宝宝长期单独进餐会使其产生强烈的孤独感和被遗弃感，会认为父母对自己的生活漠不关心，这种感受会逐渐从餐桌一直延伸到生活中，而最终影响到宝宝性格的形成，并波及两代人之间的感情。

二是宝宝独自吃饭，会由着自己的喜好，只吃喜欢吃的，或延误了吃饭时间，导致饭菜变冷，不易消化。

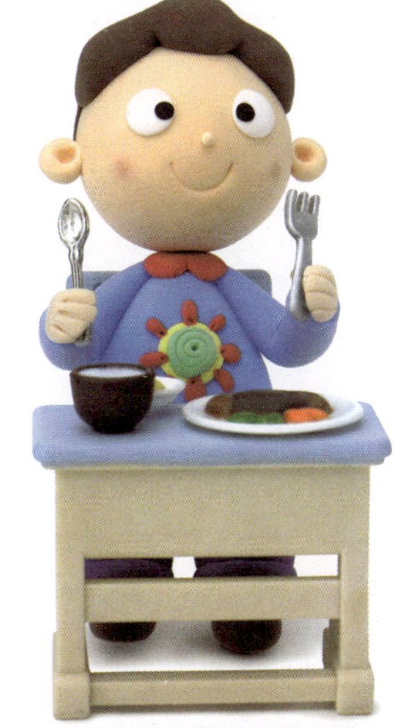

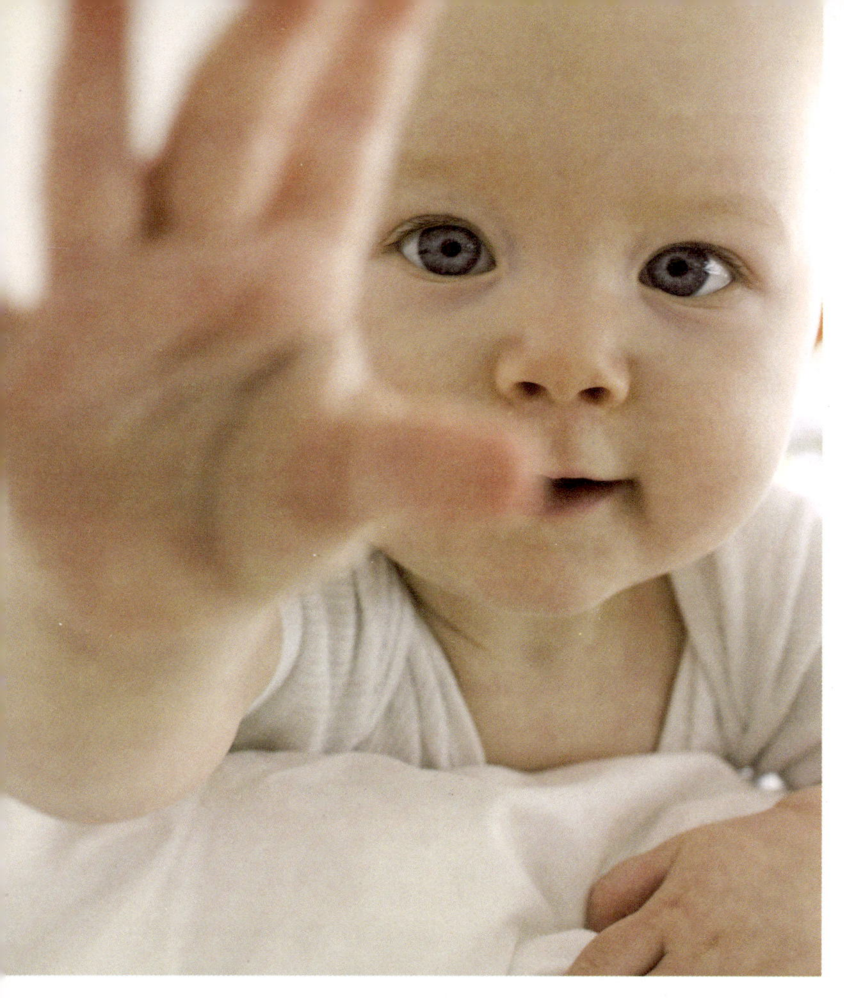

此外，也极易养成边吃边玩的坏习惯。长此以往，宝宝的身体就会受到一定影响，产生偏食、食欲下降等问题。

逆反心理

大多数食欲不好的宝宝并不是因为生病，而爱吃零食、娇生惯养的宝宝更容易不爱吃饭。有些长辈觉得奇怪，他们过去抚养宝宝的时候，少吃没穿，但宝宝个个胃口很好，而现在生活条件这么好，想吃什么就有什么，却有那么多宝宝不肯吃饭，即使再好的饭菜摆在面前，也照样没有一点胃口，喂也不吃，哄也不吃。

其实，并不是现在的宝宝胃口不如过去的宝宝好，而是父母自身的教育方式出了问题。过去的物质条件没有现在丰富，加上过去每家最少2～3个宝宝，人多粮少，因此，不用父母喂，宝宝自己见了吃的就狼吞虎咽了。而现在的父母过分关注宝宝吃饭的事，生怕宝宝少吃一口，把吃饭当作任务让宝宝完成，这样宝宝就会产生逆反心理，父母越要他吃他越不吃。宝宝一旦讨厌吃饭，那就会对饭菜一点胃口也没有。

厌恶情绪

有些父母担心宝宝消化吸收不好，总给他吃那么几种常吃得安全食品，使宝宝产生了厌恶情绪。有些宝宝讨厌某种食物的颜色，如紫黑色的茄子等；有些宝宝则对一些奇怪的、与平时饮食味道不一样的食物有排斥感。

针对这种情况，父母应尽量将多种食物搭配在一起烹制，口味以清淡为主。哪怕只有一个鸡蛋，也可以做成鸡蛋饼、鸡蛋羹、鸡蛋汤，千万不要总让宝宝吃煮鸡蛋。

父母还可以利用适当的方式来吸引宝宝，如设计些色、香、味俱全且造型独特的蔬果混合于宝宝喜欢的食物中等。

抗拒心理

如果宝宝在不愉快的环境下被迫吃掉某种食物，就很容易对这种食物产生抗拒心理，这种心理可能导致宝宝一生都不爱吃这种食物。

父母要尽量避免在饭桌上斥责宝宝，以免破坏进餐情绪，导致宝宝对吃饭产生抗拒心理。

有些宝宝由于身体状态不佳或有偏食、挑食、厌食的毛病，吃饭很少，父母害怕宝宝摄入的营养素不够而强制宝宝吃饭。强制饮食对于宝宝的机体和个性来说，都是一种最可怕的压制，是宝宝身心健康的大敌。有时宝宝不想吃饭，那就是说宝宝当时并不需要食物，父母绝不要强迫宝宝吃。

要挟心理

有些宝宝知道父母很在意自己是否吃饱饭，因此就利用这些来控制父母，提出诸多条件，如：“你给我买玩具，我才会吃饭。”有些父母因宝宝吃饭表现好就讨好宝宝，给宝宝提供奖赏，甚至以糖果、饼干、冰激凌等零食作为奖励，这样做不但鼓励了宝宝的要挟行为，还不利于宝宝养成健康的饮食习惯。

此外，也不要纵容宝宝，不该吃的食物就不要让宝宝吃，该少吃的食物父母应有所限制。

边吃边玩，宝宝吃饭不专心

吃饭要在餐桌上？这可不一定，对宝宝来说，沙发、地上、床上、楼梯间都是吃饭的“战场”。爱动的宝宝就像一个小皮球似的，吃饭时也一刻不停地动来动去，使爸爸妈妈颇为头疼。还有些父母看到宝宝不爱吃饭，就采取了讲故事、做游戏等边吃边玩的方式，但结果往往适得其反。边吃边玩的危害有以下几点：

不专心吃饭的危害

影响消化吸收

正常情况下，人体在进餐期间血液会聚集到胃部，以加强对食物的消化和吸收。如果宝宝边吃边玩就会使得一部分血液被分配到身体的其他部位，从而减少了胃部的血流量，这必然会妨碍身体对食物的消化和吸收，使得消化功能减弱，导致宝宝食欲不振。

导致厌食

宝宝吃几口饭就玩一阵子，必然延长了进餐的时间，饭菜变凉，容易被污染，也会影响胃肠道的消化功能，加重厌食情绪。如果饮食营养长期跟不上，将会导致宝宝身材矮小、身体孱弱。

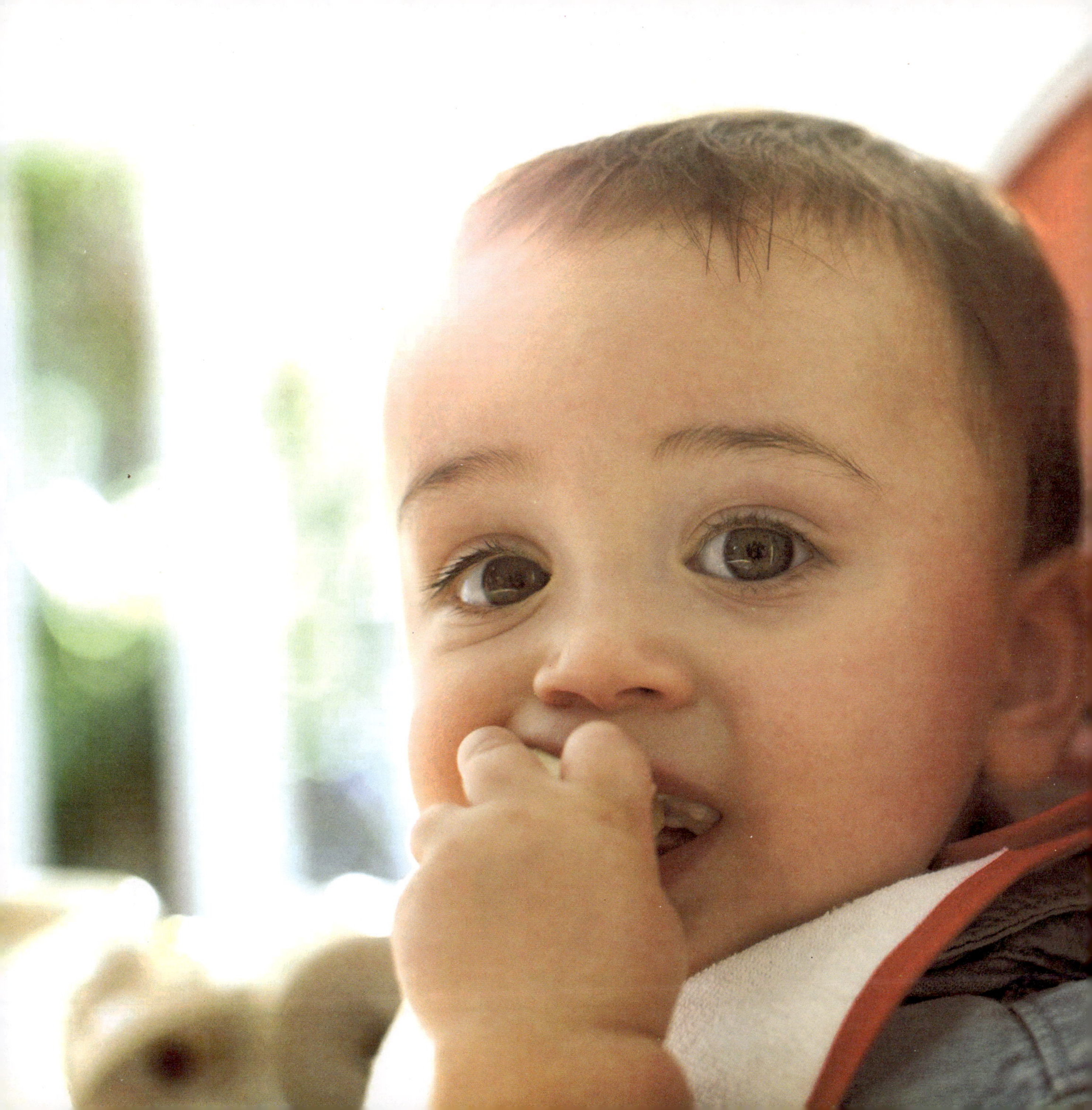

容易发生意外伤害

宝宝玩的时候嘴里含着食物，很容易发生食物误入气管的情况，轻者出现剧烈的呛咳，重者可能导致窒息。对于会走会跑的宝宝，边吃边玩就更危险，宝宝叼着小勺跑来跑去时如果摔倒，小勺可能会刺伤口腔或咽喉。

养成做事不专心的毛病

边吃边玩会使宝宝从小养成做什么事都不专心、不认真、注意力不集中、拖拉等坏习惯，长大后对待学习也不专心，上课不能安心听讲，不能及时完成作业。

如何让宝宝专心吃饭

定时进餐

尽量养成吃饭的时间一到，全家人一同在餐桌上用餐的习惯。饭前半小时要让宝宝保持安静而愉快的情绪，不能过度兴奋或疲劳，如果宝宝正玩得高兴，不要马上打断他，而应提前几分钟告诉他："吃饭的时间快到了。"如果到时他仍然迷恋手中的玩具，大人可让宝宝协助摆放碗筷，这就会很好地转移他的注意力，增加宝宝对进食的兴趣，做到按时进餐。

制订规则

告诉宝宝吃饭的规则，如吃饭要限制时间，时间一到就马上收拾碗筷，以及吃饭以外的时间不能吃其他主食、每天只有一次吃零食的机会等。同时，家长和宝宝都需要遵守这些规则。需要注意的是，如果宝宝违反了规则，家长不要一味责备。在责备中，宝宝对自己的印象和认识就固定下来了，他会认为"我是一个吃饭拖拉的宝宝"。家长可以把责备换成鼓励，比如说："宝宝是个男子汉了，妈妈相信你是遵守规则的好宝宝，是可以对自己的身体负责的。"

以身作则

宝宝长大后形成的毛病几乎都是在很小的时候养成的，因此要从小注意培养宝宝的饮食习惯。从一出生，妈妈喂奶时就要保持安静，关掉电视，不要边聊天边喂奶。等到添加辅食了，宝宝吃东西时也请关掉电视，不要给他玩具，不要在吃饭时跟他聊天。当然，父母吃饭时也要关掉电视，好好坐在餐桌上就餐。

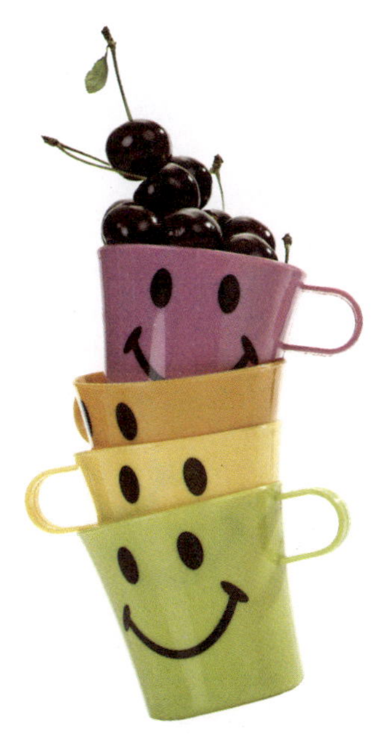

不分散宝宝的注意力

在进餐时应把玩具收起来，不可让宝宝边吃饭边玩玩具；在宝宝吃饭时，应关上电视机，以免宝宝把注意力放在电视节目上而不是放在饭菜上。

宝宝不爱吃饭，就是得了厌食症吗

厌食是指较长时间的食欲不佳。这是当前宝宝普遍存在的问题，但宝宝是否真正厌食要从根本上看，不能仅仅因为正餐时食欲不佳就判断为厌食。

宝宝“假性厌食”

只要宝宝哭闹了，一些父母就会无条件满足宝宝对零食的需求。还有一些父母甚至认为舍得给宝宝买东西吃，才算体现了父爱母爱。只要一看宝宝吃得少一点，就马上以巧克力、奶油蛋糕来补充，这样宝宝的肚子总是满满的，到吃饭时就自然不想吃饭了，这种厌食不能算是厌食症。

还有一些年轻的父母爱子心切，每顿都给宝宝吃一些高蛋白质的食物，如鸡肉、猪肉、鱼等，而蔬菜吃得较少，无法做到营养均衡。六大营养素没有按比例吃，宝宝只吃蛋白质含量高的食物，时间长了，就会影响食欲。此外，有些父母不清楚不同年龄的宝宝究竟吃多少食物合适，总觉得宝宝吃得少了。以上这些情况都不是真正的厌食。

什么是真正的厌食

真正厌食的宝宝由于长期食欲不佳会影响到正常的生长发育，也就是影响到体重和身高有规律的增加。因此，父母一定要定期带宝宝到儿童保健部门去检查身体，如果宝宝体重和身高评价都较差，平时也容易生病，就一定要请医生确定是否为厌食症，以免延误治疗。也就是说，如果宝宝表现出来的厌食症状是由于喂养不合理而产生的，则应由父母帮助宝宝改变进食习惯，对膳食进行科学的调整；如果宝宝真的出现病理性的厌食，才需要看医生予以矫正。

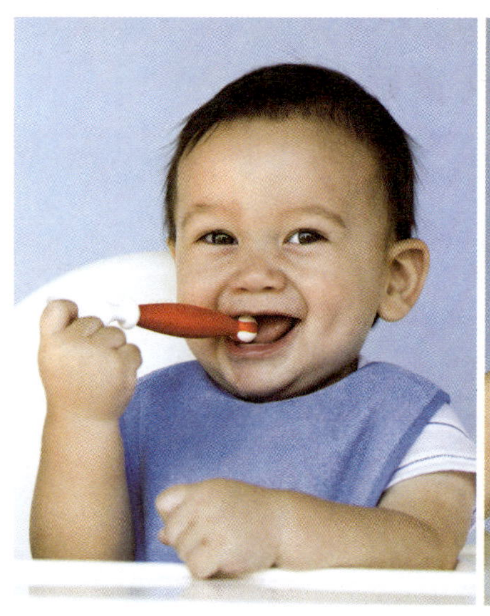

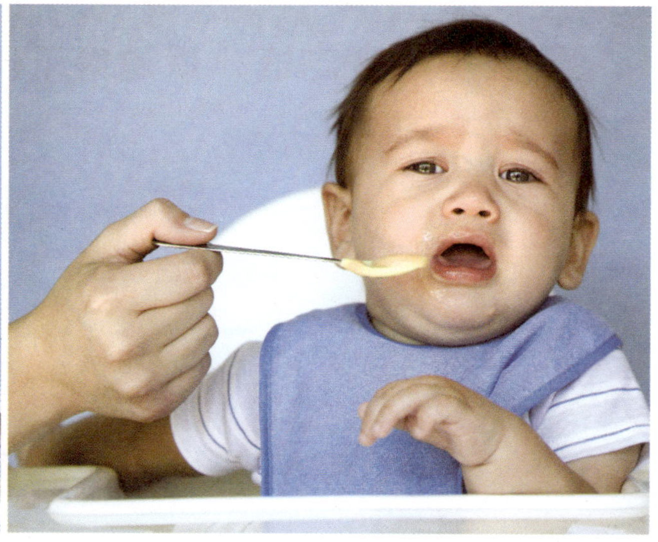

避免厌食，选择食物很重要

让谷类食物成为主食

谷类食物是碳水化合物和B族维生素的主要来源，同时因食用量大，也是蛋白质及其他营养素的重要来源。在选择这类食物时应以大米、面制品为主，同时加入适量的杂粮和薯类。在食物的加工上，应粗细合理。加工过精，B族维生素、蛋白质和无机盐损失较大；加工过粗，则存在大量的植酸盐及纤维素，影响宝宝对钙、铁、锌等营养素的吸收利用。一般应以标准米、面为宜。

乳类食物要适量

乳类食物是宝宝摄取优质蛋白、钙、维生素B_2、维生素A等营养素的重要来源。乳类食品钙含量高、吸收好，可促进宝宝骨骼的健康生长。同时乳类食品富含赖氨酸，是粗谷类蛋白的极好补充。但乳类食品中铁、维生素C的含量很低，脂肪以饱和脂肪为主，需要注意适量供给。摄入过量的奶也会影响宝宝对谷类和其他食物的摄入，不利于饮食习惯的培养。

肉蛋类食物营养好

这类食物不仅能为宝宝提供丰富的优质蛋白，同时也是维生素A、维生素D及B族维生素和大多数微量元素的主要来源。豆类食品蛋白含量也高，质量也接近肉类，是动物蛋白的较好替代品，但微量元素（如铁、锌、铜、硒等）低于肉蛋类食物。

蔬菜水果不可少

这类食物是维生素C、β-胡萝卜素的唯一来源，也是维生素B_2、无机盐（钙、钾、钠、镁等）和膳食纤维的重要来源。在这类食物中，一般深绿色叶菜及深红色、黄色果蔬中含维生素C和β-胡萝卜素较高。蔬菜水果不仅可提供营养素，而且还可增加宝宝的食欲，防治便秘。

宝宝突然不爱吃饭，是否积食在作祟

宝宝一次性吃太多食物，就会引起消化不良，导致食欲减退，中医学中称为“积食”。

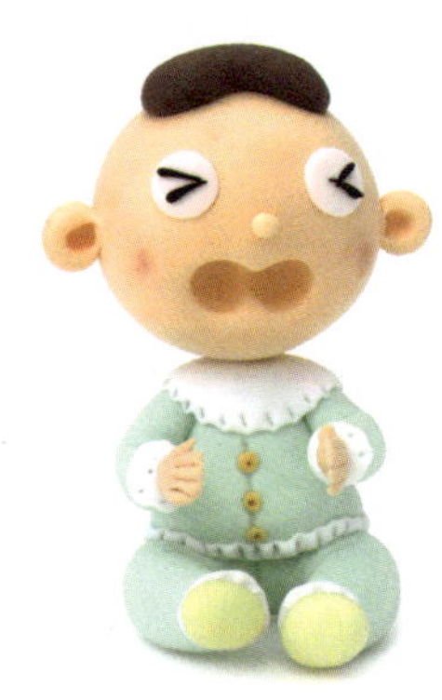

 别让积食给宝宝埋下健康隐患

积食多发生在婴幼儿身上，这是因为婴幼儿的五脏六腑比较脆弱，机体的生理功能还处于初级阶段，不够成熟完善，但同时宝宝身体生长发育迅速，对营养物质的需求量大。许多父母怕宝宝吃不饱，就无节制地让宝宝吃。这样会对宝宝的脾胃造成损害，从而导致宝宝消化功能出现紊乱，最终影响宝宝的生长发育。总体来说，积食会给宝宝带来以下几点健康隐患：

鼻炎隐患

中医认为“食积易致外感”，积食容易导致宝宝体内积热，从而引起感冒、发烧等疾病，进一步引发鼻炎、鼻窦炎。脾胃功能较差的宝宝如果经常积食，就会导致反复外感，从而引发鼻炎、鼻窦炎。

造成宝宝营养不良，抵抗力下降

积食大多由不合理的饮食引起，容易造成宝宝脾胃虚弱、肠道功能紊乱、食欲下降，最终导致抵抗力下降。积食还容易使宝宝脾气大、易生病。长期下去可能会出现贫血、营养不良，阻碍宝宝的正常生长发育。

影响宝宝智力发育

经常积食的宝宝往往智力发育较差，这是因为胃里食物过多时，机体必须让大量的血液运行到胃肠道帮助消化，因此就造成供应到大脑的血液量相对减少，并加重大脑控制消化系统区域神经的负担，令其控制语言、记忆、思维等智力活动区域的神经长期处于抑制状态。长期下去，宝宝会不容易对新鲜事物产生兴趣，出现注意力不集中、智力发育迟缓等后果。

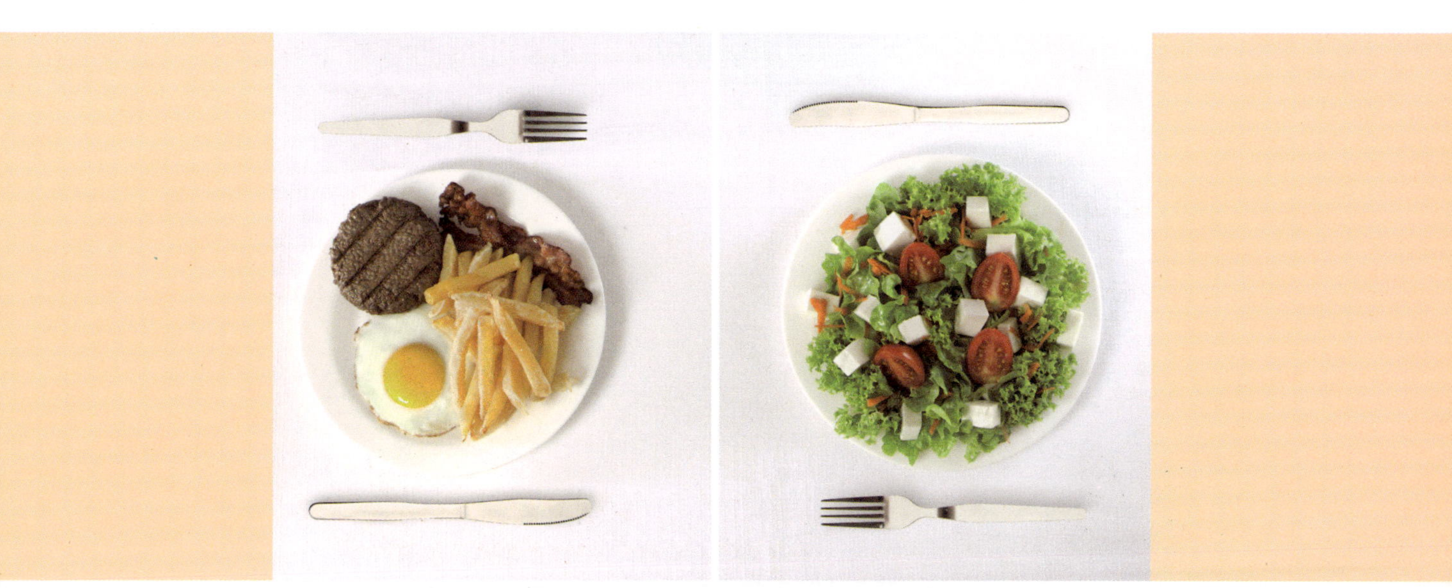

宝宝是否积食，爸爸妈妈要会观察

该如何辨别宝宝是否积食了呢？仔细观察宝宝，如果有以下症状，宝宝就可能患上了积食。

1.睡觉时身体不停翻动，偶尔磨牙，且手心、脚心、腹部灼热，也就是人们常说的“食不好，睡不安”。

2.平时爱吃饭的宝宝突然不想吃东西了，食欲明显不振。

3.宝宝很容易出现烦躁、哭闹的情况。

4.宝宝出现肚子胀疼的症状，打嗝吐出来的气有酸腐的味道，积食严重的宝宝还会出现恶心、呕吐等症状。

5.宝宝鼻子两侧有发青现象，口唇干红，舌苔中间开始变厚腻或者全部变厚，或者是在舌头上面出现一个硬币大小的变厚的圆圈。

6.宝宝有口臭、大便干黏且恶臭的症状。

7.如果是3岁以下的宝宝，食指青筋突然变粗，也很可能是积食了。

8.宝宝精神变差、脸色发黄、毛发稀疏，经常有揉眉擦眼、吮指磨牙的动作。

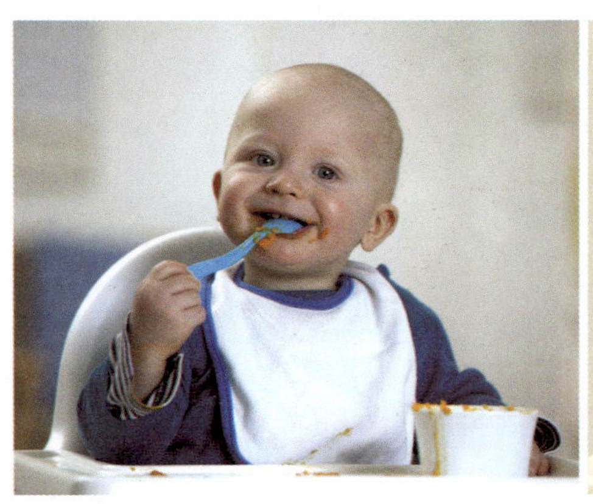

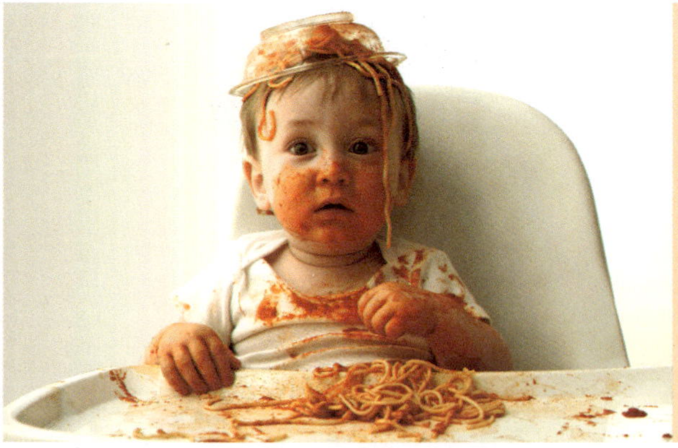

 打响预防宝宝积食的战斗

积食不是小问题，它会增加宝宝肠、胃、肾脏的负担，还可能给这些脏器带来疾病。爸爸妈妈要提高警惕，在预防积食方面多下些功夫。

宝宝的三餐要定时定量

对于婴儿，提倡妈妈尽量用母乳喂养，按时按需给宝宝添加辅食。对于妈妈来说，也要注意忌口，饮食清淡，尽量少吃高脂肪、高蛋白的食物。妈妈饮食无度，会引起婴儿奶积。对于年龄稍大一点的宝宝要让他定时定量吃饭，不能饥一顿饱一顿，只有保持宝宝肠胃的正常运转才能避免宝宝积食。

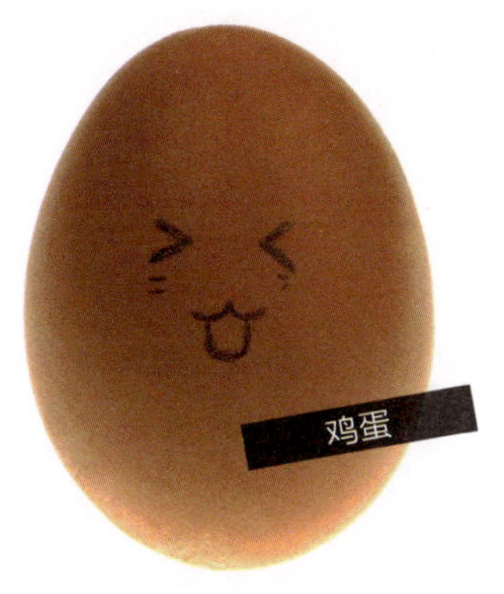

宝宝的饮食结构要科学合理

平时应该给宝宝多吃一些容易消化和吸收的食物，少吃零食和高热量、高脂肪的食物；不要让宝宝吃太多滋补、肥腻的食物；让宝宝多吃干净、新鲜的蔬菜、水果，适当给宝宝增加米食、面食。只有营养物质丰富多样，才可以满足宝宝正常生长发育的需要。

合理安排宝宝的生活

父母应该以身作则，保持健康的生活习惯，让宝宝加强体育锻炼，多到公园呼吸新鲜空气，晒晒太阳，保证充足的睡眠时间。这样才能增强宝宝的体质，提高抵抗力，积食自然就会离宝宝远远的。

宝宝饮食要适时适量

晚上不要让宝宝吃得太饱。宝宝白天活动量大，吃东西容易消化，晚上胃肠蠕动变慢，吃得太多，消化不掉就容易积食。在宝宝睡醒1小时之内尽量不要给宝宝吃东西。因为宝宝的胃肠从休息状态到恢复正常运作需要一定的时间，这段时间里给宝宝吃太多的东西，会影响宝宝的消化吸收功能。

不能常给宝宝吃消食的食物

有些父母觉得既然宝宝容易发生积食，那平日里经常给宝宝吃一些消食食物，不就可以预防了吗？其实这样很不科学。因为经常给宝宝吃这样的食物，其肠胃会觉得有东西代替它工作，长期下去，宝宝的消化能力必然会减弱。所以当宝宝没有积食现象时，不要给宝宝吃消食的食物。

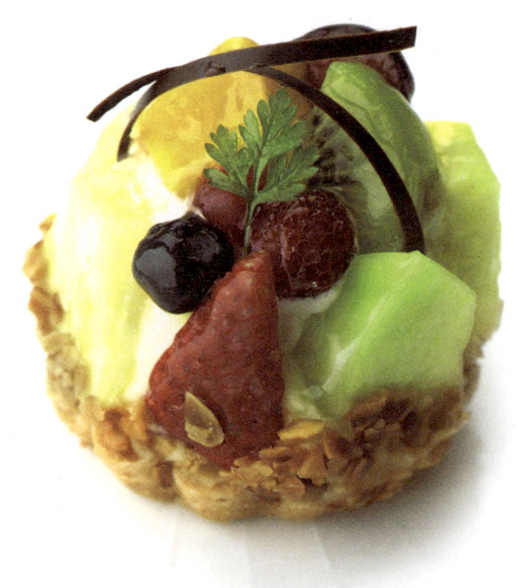

 积食来袭，爸爸妈妈应对有方

当宝宝出现积食症状的时候，爸爸妈妈不要慌乱，冷静应对才能让宝宝恢复健康。

父母要先了解宝宝产生积食的原因，如果宝宝因生病导致消化速度减慢，应及时调理饮食种类，让宝宝的病得到治疗，恢复肠胃的消化能力；如果是吃了不容易消化的食物，或者是吃得太多而导致积食，则要控制宝宝的饮食量，不要给宝宝吃油腻的食品，如蛋糕、奶油等，尽量吃米粥等容易消化的食物。对于积食的宝宝，更应该注重休息，充足的睡眠是宝宝恢复健康的保证。另外，也可以给宝宝吃一些相应的化积冲剂，让宝宝的肠胃加速消化食物，促进宝宝肠胃的调理。

此外，还可以根据宝宝的症状选择以下药物：

小儿化食丸	当宝宝食滞化热后，出现肚腹胀满、恶心呕吐、烦躁口渴、舌苔黄厚、大便干燥时，可服用小儿化食丸。 包装：每丸1.5克。 用法：1岁以下每次服用1丸，每天2次；大于1岁每次服用2丸，每天2次。 提示：要用开水溶化后服用。
小儿消积止咳口服液	当宝宝因积食引起咳嗽、喉中痰鸣、腹胀如鼓、不思饮食、口中有酸臭气味时，可服用小儿消积止咳口服液。 包装：每支10毫升。 用法：小于1岁每次服用5毫升，每天3次；1～2岁每次服用10毫升，每天3次；2～4岁每次服用15毫升，每天3次；5岁以上每次服用20毫升，每天3次。 提示：温开水送服，2岁以上的宝宝可直接饮服。

 宝宝积食了，可以这样吃

当宝宝患上积食的时候，饮食调整很重要。父母应选择清淡的蔬菜、水果和容易消化的米粥、稀饭等，不要让宝宝吃油炸、膨化食品，少吃或不吃肉。此外，还要让宝宝多喝水，促进排便，以缓解宝宝的积食症状。另外，汤水食疗也是缓解宝宝积食的好方法，父母可以有针对性地使用汤水对宝宝的积食进行治疗。

吃肉太多

可用山楂肉90克，炒焦后磨成粉，每次15克，用温开水冲给宝宝喝，每天喝两次。如果是吃了太多的狗肉、羊肉，可用山楂14颗、杏仁24粒熬成浓汤给宝宝服用。

吃面食过多

可用神曲35克、炒萝卜籽13克、麦芽11克，用水煎服，每天1次，分3次服完。

吃谷类太多

当宝宝因为吃谷类食物（大麦、小麦、玉米、燕麦、大米、小米等）太多引起胃口变差时，可用适量的米饭锅巴（小米、粳米、糯米都可以），烧焦研成粉状，配温开水吃下去，每次5克，每天3次，或者用30克水炒麦芽煎服。

吃鸡蛋太多

可到药店买30克神曲泡水喝，或者用一汤匙的醋兑米汤喝。

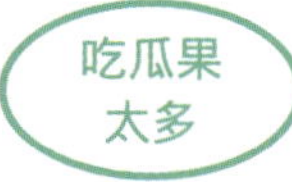

可用丁香1.5克、神曲15克，泡水给宝宝喝。

如果不知道宝宝是因为吃了什么而引起的积食，那就用焦山楂、焦麦芽、焦神曲各6克，炒鸡内金6克，熬水给宝宝喝。焦山楂可以加速肉类的消化，焦麦芽和焦神曲可以加速谷类、面类食物的消化。炒鸡内金对于化瘀消积、改善脾胃功能很有好处。一般这样熬水喝，喝过两三次之后，宝宝的积食就会得到缓解。如果症状仍没有缓解，那说明宝宝的积食比较严重或者患有其他疾病，应及时就医。

 中医按摩帮宝宝战胜积食

宝宝有积食，还可以通过中医传统疗法捏脊来进行治疗。捏脊也称捏积，是中医外治法之一，即通过手法作用于小儿背部，以调节机体的生理功能，治疗小儿消化不良等疾病的方法。年龄越小的宝宝，捏脊的疗效越好。捏脊的方法操作简便，方便易行，并且见效快、疗效好、无毒副作用。方法为每天1次，10次为1个疗程，各位家长不妨一试。

捏脊的具体操作方法是：双手中指、无名指和小指握成半拳状，食指半屈，拇指伸直对准食指前半段，然后顶住宝宝的皮肤，拇指、食指前移提拿皮肉，自尾椎两旁双手交替向前捏至大椎穴两旁。如此反复4次，可治疗宝宝厌食、腹胀、腹泻。

用其他按摩方法治疗小儿积食时常用的穴位有：

大肠穴

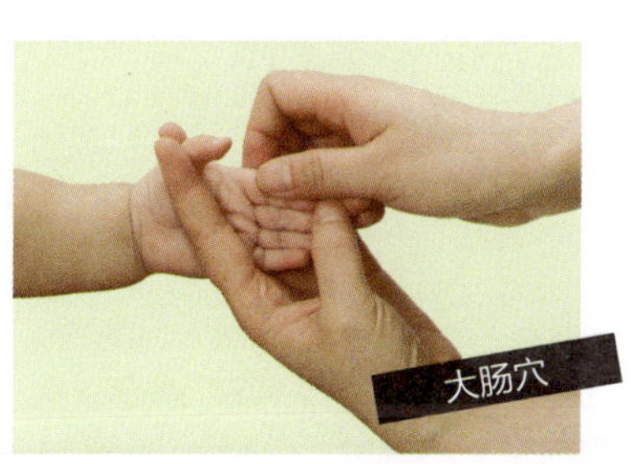

大肠穴位于食指端桡侧边缘至虎口。

妈妈可用一拇指在此处由虎口推至食指指尖，每次推200下，每天1次，可治疗积食。

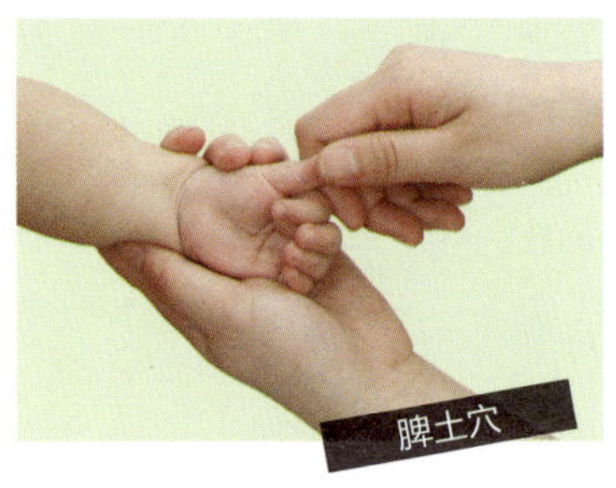

脾土穴

脾土穴位于拇指螺纹面。

妈妈可用一根拇指在此处推动按摩，每天1次，每次推200下，可治疗宝宝呕吐、腹胀。

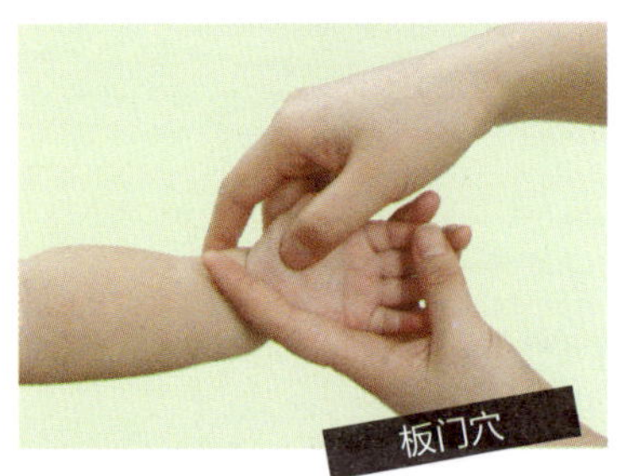

板门穴

板门穴位于大鱼际隆起处。

妈妈可用一根拇指揉此处，每天1次，每次揉50～100下，可治疗宝宝腹胀、食欲不振。

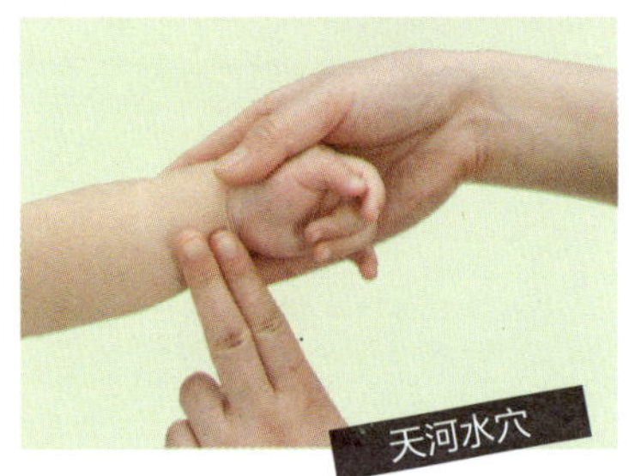

天河水穴

天河水穴位于前臂掌侧正中，自掌心经腕横纹中点至肘横纹中点成一直线。

妈妈可用一根拇指推动按摩此处，每天1次，每次100～200下，可治疗宝宝便秘。

在进行上述疗法时，妈妈一定要注意，推拿手法要轻柔，要在按摩处的皮肤上撒少许爽身粉，这样操作起来阻力会减小，可以减轻宝宝的不适感。

皮肤局部有皮疹或破损、患有急性感染性疾病的宝宝不适宜按摩。操作方法掌握不好的妈妈，可到中医医院进行此项治疗。

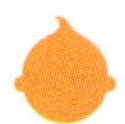 让宝宝远离积食的“3不原则”

不想让宝宝承受积食的痛苦，最好的方法是管住宝宝的嘴，遵循下面的“3不原则”。

不要过分追求吃饭速度

一般来说，宝宝吃饭时应咀嚼得慢一些。饭菜在口中多嚼嚼，能使食物跟唾液充分混合，唾液中的消化酶能帮助食物进行初步的消化，使吃下去的食物更易消化，营养更易吸收。同时，充分咀嚼食物，还有利于宝宝颌骨的发育，增加宝宝牙齿和牙周的抵抗力，并能使宝宝充分感受到食物的香味，从而增加食欲。

如果宝宝吃得太快，饭菜尚未嚼烂就吞咽下去，会因消化液未能充分分泌而使食物消化不完全，造成消化不良和各种胃肠道疾病。

不要饮食无时

宝宝什么时候要吃就什么时候喂，没有按时进食的习惯，每天餐次太多，餐与餐之间间隔不合适，饥饱不均，都会造成宝宝消化功能紊乱，导致其生长发育需要的营养素得不到满足。宝宝从小要养成良好的饮食习惯，进食要定时、定量，一日三餐为正餐，早餐后2小时和午睡后可适当加餐，但也要定量。

不要暴食

所谓暴食就是指一次吃的量太多，超过了正常的胃容量。许多宝宝遇到特别喜欢吃的食物时就会猛吃一顿，这样在短时间内让大量食物进入胃肠，会导致消化液供不应求，从而造成消化不良。

Chapter 3 宝宝病好后，不爱吃饭怎么办

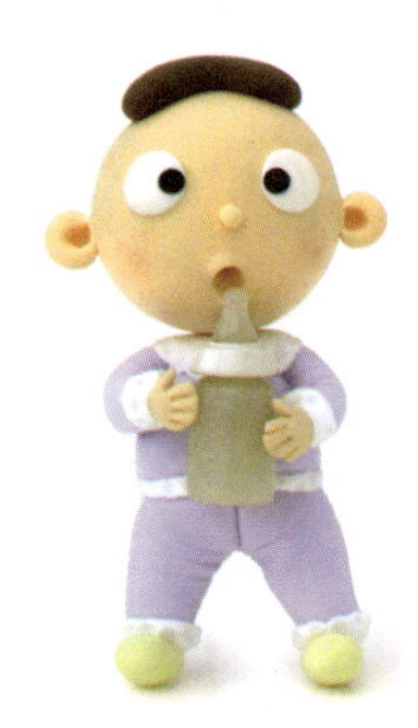

作为宝宝的保护神，爸爸妈妈要多了解一些宝宝病后的饮食调养方法，帮助宝宝平稳度过病后饮食恢复期。

宝宝病好后，为什么没胃口

宝宝生长发育速度较快，对营养的需求比成人更大，但病后初愈的宝宝脾胃功能还未恢复完全，对于饮食的自控能力又比较差，一不小心就容易病后吃太多而损伤脾胃，从而引起运化功能失调，出现呕吐、腹泻、厌食等症状。加上病了之后，身体如果发热，会导致体内水分的流失，这也会对肠胃的运行产生不利的影响。

在给宝宝治病的过程中，宝宝可能会服用一些药物。药物会影响肠胃的消化功能，对宝宝的脾胃有一定伤害，会影响食欲，这些不良反应在停药以后还需要一段时间才会逐渐消失。

由此可见，宝宝生病之后胃口不好是常见现象，家长不必过于担心，通过科学的调理即可帮助宝宝早日恢复好胃口。

宝宝病后别忙着进补

宝宝生病过后，很多父母都认为宝宝身体虚弱，需要大量补充营养。除了要宝宝喝牛奶、吃鸡蛋之外，有的父母甚至还会买些保健品，给宝宝的身体来个大补。其实，妈妈只要帮助宝宝尽快恢复正常的饮食就可以了，万万不可病后过度进补。

因为宝宝的各个器官都还很脆弱，如果一次性摄入大量营养素，会阻碍宝宝脾胃功能正常运行，不利于其他营养物质的吸收，导致宝宝食欲不振、营养失衡，影响宝宝正常生长发育。

有些父母会错误地认为，只要给宝宝吃了营养剂，宝宝所需要的各种营养就可以得到最好的补充。事实上，营养素不是独立存在的，健康也并非通过摄入单一的营养就能够得到保证，而且很多保健品和营养剂中添加了不明添加剂，不利于宝宝健康。

成年人常用的药膳处方和补品如阿胶、燕窝、鹿茸、红参等也不适合宝宝食用。

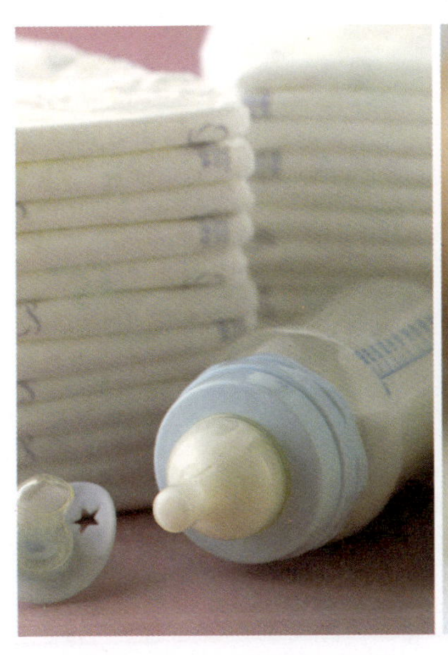

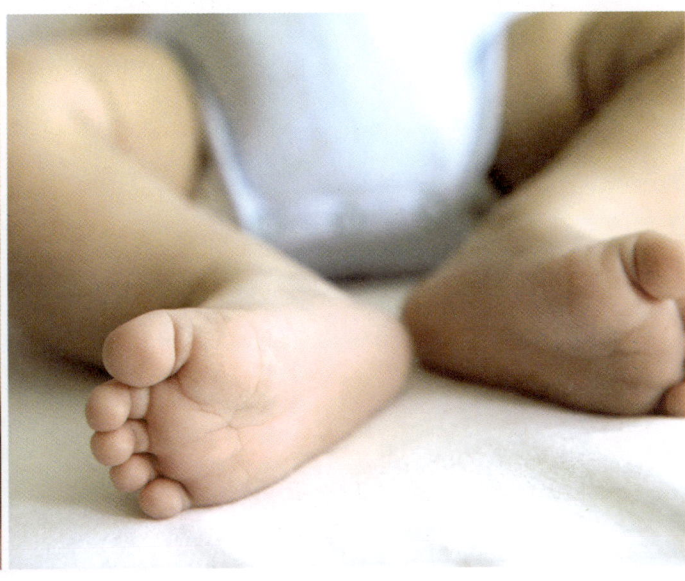

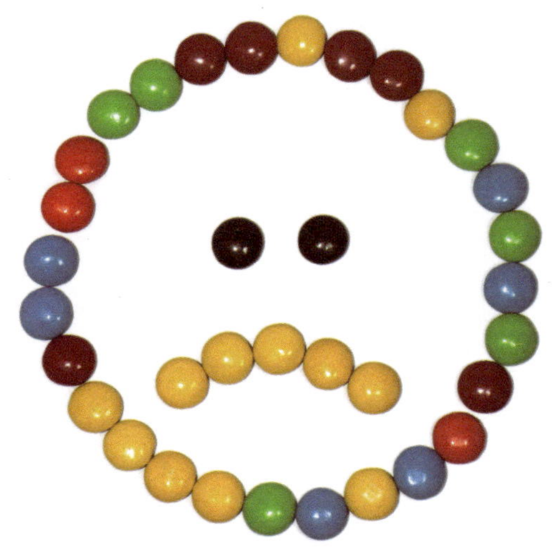

有些宝宝比同龄宝宝发育状况差，有食欲不振、消化不良的情况。这时候父母更不能给宝宝吃补品，而是应该将运动和饮食结合起来，给宝宝多吃健脾的食物，这样便可改善营养不良的情况。

家长要牢记，宝宝病后调理的重点不在补，而在于促进器官功能的运转。可以适当选择一些可促进消化的食物，如山楂、南瓜、胡萝卜、麦芽等。

病后饮食，调理脾胃是关键

中医认为“四季脾旺不受邪”，即脾胃功能强的人抵抗力也好，不易生病，脾胃虚的人则特别容易患病。

宝宝脾胃虚弱多因长期饮食不规律、过食生冷食物、长期服用抗生素或某些疾病（如慢性肺炎等）引起。

脾胃虚弱的宝宝多面色发黄或面部色素沉着不均匀（花斑），头发稀疏，消瘦，指甲脆薄、有白点，脐周经常疼痛、时轻时重。脾胃虚弱偏内寒的宝宝除了有上述症状外，还有大便次数多、量大，食后即拉等表现；脾胃虚弱偏内热的宝宝常食欲不佳、大便干（2～3天大便1次），此类宝宝多因过多食用零食或过量饮用牛奶所致。

脾胃虚弱偏内寒的宝宝要养成吃热食的习惯，不可过多食用酸奶，以免破坏肠道酸碱平衡。可以多吃山药、芋头、南瓜、薏米，少吃油腻生冷的食物。家庭用药可用参苓白术散、婴儿健脾散等中成药。

偏内热的宝宝要少吃干燥、油炸、辛辣的食物，不过量喝牛奶，多吃南瓜、胡萝卜、海带等食物。家庭用药可选小儿化积口服液以达到清热消食的作用，或间断服用肥儿丸，该药有清热、消食、通便的作用。

对于身材消瘦、胃口不好的宝宝，家长可以去中药店买3～5克鸡内金，在粉碎机里打成粉状。取一小勺鸡内金，加半勺红糖放入碗中，冲入少量开水，在饭前半小时给宝宝吃，每日1～2次。

在中医看来，脾胃是后天之本，是强壮身体、治疗疾病的重要环节。因此，宝宝的病后饮食应以保养脾胃为主。家长一定要喂养得当，不能让宝宝过食肉类食品，避免伤食；不要滥用一些清热泻火类药物，如板蓝根冲剂、清热泻火口服液等，以免苦寒伤胃。

根据体质调养脾胃

宝宝的体质由先天禀赋和后天调养决定，与生活环境、季节气候、饮食营养、锻炼等因素有关，其中饮食营养是最重要的因素。出生时体质较好的宝宝可因喂养不当而使体质变弱；先天不足的宝宝，只要后天喂养得当，也能使宝宝的体质增强。宝宝的体质分为健康、寒、热、虚、湿五型。因此，父母根据宝宝体质来调养脾胃是很必要的。

健康型体质

这类宝宝身体壮实、面色红润、精神饱满、胃纳佳、二便调，饮食调养的原则是：平补阴阳，食谱广泛，营养均衡。

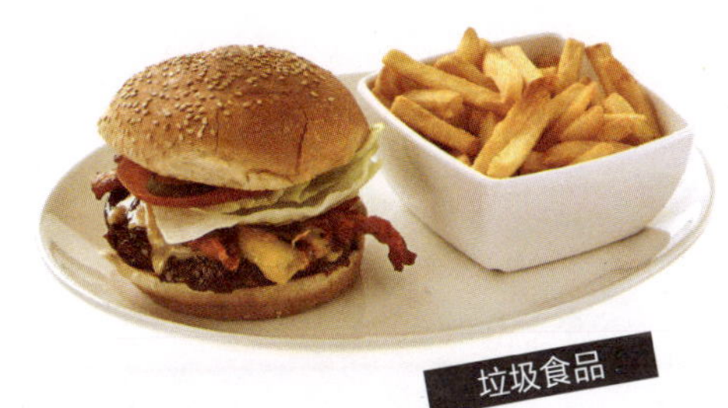

垃圾食品

寒型体质

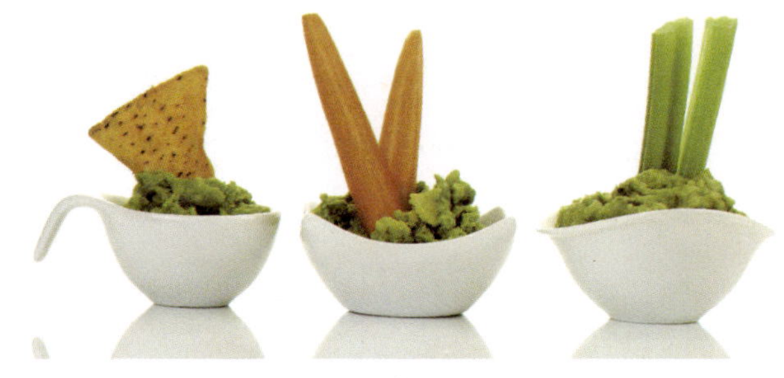

寒型体质宝宝通常面色苍白、不爱活动、胃纳欠佳，吃生冷食物易腹泻，大便溏稀。此类宝宝饮食调养的原则是：温养胃脾，可适当多吃些温性的食物，如鸽肉、牛肉、鸡肉、核桃等，忌食寒凉的食物，如冰冻饮料、西瓜、冬瓜等。

热型体质

热型体质宝宝通常身体壮实、面赤唇红、畏热喜凉、口渴多饮、烦躁易怒、胃纳佳、大便秘结。此类宝宝易患咽喉炎，外感后易高热。饮食调养的原则是：清热为主，宜多食甘淡寒凉的食物，如苦瓜、冬瓜、萝卜、绿豆、芹菜、鸭肉、梨、西瓜等。

虚型体质

虚型体质宝宝通常面色萎黄、少气懒言、神疲乏力、不爱活动、汗多、胃纳差、大便溏或软，此类宝宝易患贫血和反复呼吸道感染，饮食调养的原则是：气血双补，宜多食羊肉、鸡肉、牛肉、海参、木耳、核桃、龙眼等。忌食苦寒生冷食品，如苦瓜、绿豆等。

湿型体质

此类宝宝嗜食肥甘厚腻之品，身体多肥胖、动作迟缓、大便溏烂。饮食调养原则以健脾祛湿化痰为主，宜多食高粱、薏米、扁豆、海带、白萝卜、鲫鱼、冬瓜、橙子等。忌食甜腻酸涩之品，如石榴、蜂蜜、大枣、糯米、冷冻饮料等。

不同体质要吃不同的食物

无论宝宝体质偏热还是偏寒，都可以通过饮食来调理。需要注意的是，健康型体质的宝宝如果吃了太多的热性或寒性的食品，超过了身体的适应能力，也会造成身体不适。因此，父母应了解食物的寒热属性，注意食物合理搭配，保持宝宝饮食属性的平衡。

粮食类

温热性——面粉、高粱、糯米及其制品。

寒凉性——荞麦、小米、大麦、青稞、绿豆及其制品。

平性——大米、籼米、玉米、红薯、红小豆及其制品。

蔬菜类

温热性——刀豆、黄芽菜、芥菜、香菜、辣椒、白菜、豆芽、南瓜、蒜苗、蒜薹、塌棵菜、大蒜、大葱、生姜、熟藕、熟白萝卜。

寒凉性——芹菜、冬瓜、生白萝卜、苋菜、黄瓜、苦瓜、生藕、莴笋、茄子、丝瓜、茭白、慈姑、紫菜、金针菜（干品）、海带、竹笋、冬笋、茼蒿、马兰头、土豆、绿豆芽、菠菜、油菜。

平性——卷心菜、番茄、豇豆、鸡毛菜、花菜、西蓝花、黑木耳、银耳、山药、松子仁、芝麻、胡萝卜、蘑菇、香菇、蚕豆、花生、毛豆、黄豆、黄豆芽、白扁豆、豌豆。

水果类

温热性——荔枝、龙眼、桃子、大枣、杨梅、核桃、杏子、橘子、樱桃。

寒凉性——香蕉、西瓜、梨、柑子、橙子、柿子、鲜百合、甘蔗、柚子、山楂、芒果、猕猴桃、罗汉果、桑葚、阳桃、香瓜、生菱角、生荸荠。

平性——苹果、葡萄、柠檬、乌梅、枇杷、橄榄、酸梅、海棠、菠萝、石榴、无花果、熟菱角、熟荸荠。

肉类

温热性——羊肉、黄鳝、雀肉、鹅蛋、猪肝。

寒凉性——鸭肉、兔肉、河蟹、螺蛳肉、田螺肉、马肉、牡蛎肉、鸭蛋、蛤、蚌、黑鱼。

平性——猪肉、鹅肉、鲤鱼、鲫鱼、泥鳅、海蜇、乌贼、鸡血、鸡蛋、鸽蛋、鹌鹑肉、鹌鹑蛋、黄花鱼、带鱼。

奶制品

温热性——奶酪。

寒凉性——牛奶。

平性——豆奶。

生病宝宝的饮食宜忌

宝宝生病时，在进行必要的药物治疗的同时，还需要注意日常饮食的调理，这样才能有效地避免痊愈后可能产生的各种身体不适。下面就针对宝宝常见的几种病症来详细讲解宝宝病了该怎么吃。

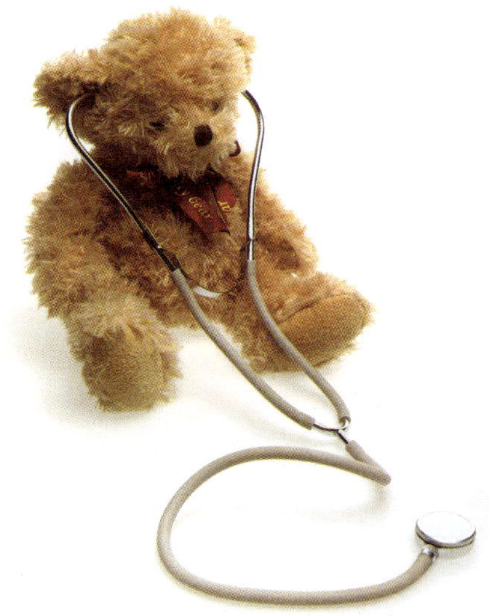

上火

多给宝宝吃一些绿色蔬菜，如白菜、芹菜、小白菜等，可以做成菜粥；多让宝宝吃时令水果，比如夏天可以吃西瓜、草莓等；要常吃全麦面包、玉米粥等粗粮，粗粮有着丰富的膳食纤维，可以促进宝宝肠蠕动，使大便顺畅；可适当食用一些能辅助去火的食品，山楂、稻芽可以帮助宝宝消化，防止积食；薏苡仁可以清热；淡竹叶可祛心火、利小便，使热尽快便出。

另外要培养宝宝早上起来喝白开水的习惯，这样做可以有效补充体内水分，清理宝宝的肠道，排除身体里的废物，加速消化系统及身体机能的恢复，有效帮助预防上火。

上火的宝宝不能吃辛辣、油腻、高热量的食物。蒜、韭菜、生姜、辣椒、花椒、胡椒、小茴香等都属于辛辣食物；很多肉类热量都比较高，尤其是羊肉等，常吃很容易引起宝宝上火。但是，给宝宝吃一些鸭肉和鱼肉是可以的，既能补充蛋白质、维生素与矿物元素，又可以达到清热的作用。另外，炸薯条、薯片等油炸类食品热量高，且不易消化，多吃容易积热化火，也要让宝宝尽量少吃。

家长还需注意，并不是所有的水果都适合宝宝大量食用，有些热性水果会引发上火，如芒果、大枣、山楂、樱桃、红毛丹、石榴、荔枝、青果、榴莲、水蜜桃等，湿热体质的宝宝不宜食用，以防热上加热。

发烧

发高烧的宝宝，一定要让他多出汗，这是退烧的最好途径，但同时也会导致大量水分消耗。因此，发烧期间的宝宝，一定要及时补充水分。这时可以适当给宝宝喝一些鲜榨果汁，这样做不但能够帮助发烧中的宝宝及时补充体内水分，还能清热、解暑、利尿，帮助宝宝排出体内毒素。建议发烧的宝宝多喝西瓜汁，发烧并伴有咳嗽的宝宝可以喝梨汁。

需要注意的是，如果宝宝服用了阿司匹林、退热净、布洛芬等退热药时，短时间内不能吃甜食，因为甜食中的糖分会阻碍这类药物的吸收。

有些家长认为宝宝发烧会消耗大量体力，便给宝宝提供高营养、高热量的食物。其实这样做更加不利于宝宝疾病的恢复，因为在宝宝发烧期间，消化能力会有所下降，胃口通常也会变差，如果此时强迫宝宝进食，可能会导致宝宝出现呕吐及腹泻等症状。

处于发热期的宝宝饮食应以流质或半流质食物为主，以下几种食物适合高烧中的宝宝食用：

牛奶米汤	米汤富含碳水化合物，不仅可给宝宝提供充足的水分和热量，还可以使牛奶中不易消化的酪蛋白分子变得容易消化。牛奶米汤的制法也十分简单，只需将米淘洗干净，加入清水煮烂，把米渣滤去，加入牛奶调匀即可。
代乳粉	主要成分为植物蛋白，营养效果与牛奶相似，但比牛奶更容易消化吸收，可根据宝宝的年龄及需要稀释后饮用。
小米粥	主要以植物蛋白和碳水化合物为主，有丰富的营养和适中的热量，适合病中体弱的宝宝食用。
新鲜果汁	新鲜的水果含有丰富的维生素、充足的水分，榨汁后加入一定量的温开水及蜂蜜效果更好。
绿豆汤	绿豆有清热解毒的功效，最适合因上火而患病的宝宝。制作的时候，只需要将绿豆加水熬烂，再加适量糖或盐即可。

咳嗽

宝宝咳嗽时，应该多吃有清热化痰、健脾、养肺功效的水果，如枇杷、梨、橙、大枣等。但是当宝宝咳嗽非常严重时，橘子、橙、葡萄、李子、芒果等偏酸的水果不宜吃，因为酸有敛痰的功效，会使痰不易咳出。

宝宝咳嗽时的饮食要清淡且营养丰富，易于吸收。如果宝宝胃口不佳，妈妈可以做一些清淡的菜粥，既容易消化又可以促进宝宝胃口，能有效补充宝宝体力，促进疾病痊愈。

口疮

宝宝得了口疮之后，吃东西便会引发疼痛，在此期间宝宝很容易出现厌食的情况。这时父母要想办法给宝宝准备一些刺激小、味道好、容易消化的食品，例如菜粥、牛奶、鸡蛋羹、蔬果泥等。尽量少吃或者不吃酸性食物，例如橘子、橙、葡萄、李子，也不要吃太辣、太咸、太硬、太烫的食物。

两餐之间，应该给宝宝多喝白开水或鲜榨果汁，这样可以补充水分和微量元素，促进伤口痊愈。

腹泻

如果宝宝腹泻了，早上起床后可以喝一点淡盐水，这样可以补充晚上丢失的水分和因腹泻所流失的无机盐，同时对宝宝的肠道有消毒作用。

因消化不良所产生的腹泻，父母可以让宝宝1～2餐内少食，让肠胃休息一下。宝宝腹泻较重时可以喝口服电解质液，补充水分和电解质，若情况没有改善，应及时就医。

轻度腹泻的宝宝，妈妈们还可以通过以下几种食物来帮助宝宝减轻症状。

煮苹果	煮透的苹果有收敛的作用，每天给宝宝吃一个，有助于缓解宝宝拉肚子的情况。煮苹果时要隔水煮，或者加些冰糖，这样宝宝比较喜欢吃。
姜茶	当宝宝肚子受凉引起拉肚子时，可以给宝宝熬制些姜茶，熬时先把姜切成碎末，水煮开后放入姜末，然后放入少量的熟茶。每天给宝宝喝一些能缓解宝宝拉肚子的症状。
山楂麦芽水	当宝宝因消化不良引起拉肚子时，可以给宝宝煮些山楂麦芽水喝，效果不错。麦芽要选用炒熟的，山楂用3～5个就可以了，再加上些红糖效果更好。

湿疹

患有湿疹的宝宝饮食应以清淡为主，多吃蔬菜、水果，注意饮食规律、不偏食。绿豆、冬瓜、金银花、菊花等具有清热解毒作用的食物，不妨在宝宝患湿疹时多喂一些。

能吃辅食的宝宝患湿疹时，忌给宝宝吃容易过敏的食物，如羊奶、豆浆、竹笋、菠菜、莴苣、鸡肉、牛羊肉、海鲜类等，以免加重病情。

水痘

当宝宝长水痘时，家长要注意下面的食物禁忌：

忌食温热、辛燥的食物，如姜、蒜、葱、韭菜、洋葱、芥菜、蚕豆、荔枝、龙眼、红枣、木瓜、李子、橄榄、羊肉，过甜过咸的食物也要避免食用。

忌食温热的补品，如人参、鹿茸等。

忌食油腻的食物，如动物油、奶油、核桃仁、甜点心、蛋糕. 烤鸡、烤鸭、油炸食品等各种油腻碍胃的食物。

自汗、盗汗

自汗是指白天无故出汗的症状，盗汗则是指夜间睡眠时出汗、醒后停止出汗的症状。自汗与盗汗往往并见。汗证本身是由于交感神经系统的过度亢进造成的，多与宝宝的体质虚弱有关。

如果宝宝属于自汗，那么应少给宝宝吃寒凉生冷的食物，如梨、柿子、荸荠、西瓜、冬瓜、黄瓜等；如果宝宝属于盗汗，则应让宝宝忌食辛辣、刺激性的食物，如葱、姜、蒜、韭菜及芳香调料等。

宝宝病后食欲难恢复，中医疗法有诀窍

对于宝宝生病之后的食欲恢复，不仅可以从饮食入手，还可以采用针刺、艾灸、经络按摩等中医疗法。

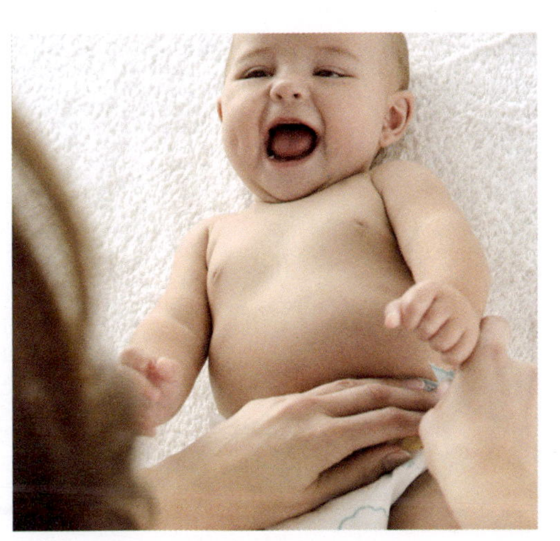

针刺四缝穴

本法需到正规的中医医院进行。四缝穴就在两只手的食指、中指、无名指和小指的掌侧面，第一指间关节横纹的中点，可用短针点刺，症状比较轻微的可以挤出血液，症

状比较严重的，可以挤出黄白色透明黏液。针刺四缝穴对于治疗因积食导致的食欲不佳有较好的效果。

艾灸

本法适用于3岁以上的宝宝。给宝宝艾灸一般用的是悬起温和灸法。将艾卷点着，用左手中指和食指放在被灸的穴位两边，感觉热度的高低。也可以在进行艾灸的穴位与艾炷之间放一片拇指大小的生姜片，这种方法叫作隔姜灸。右手拿着艾卷垂直悬在穴位上，离宝宝的皮肤3～4厘米，直接熏，如果宝宝觉得热，可以以上下左右或者回旋的方式移动艾卷，令宝宝持续地感到温热刺激，每次可以灸2～3个穴位，每个穴位灸15分钟左右。

艾灸结束之后应及时穿好衣服，灸后忌着凉，还要让宝宝多喝水或温果汁以补充水分。

艾灸宝宝的中脘穴也有利于恢复宝宝的食欲，中脘穴在人体的上腹部，让宝宝平躺在床上，其胸骨下端和肚脐连接线中点即为此穴。一次可艾灸15分钟，一天一次，可连续灸7天。

拔罐

拔罐在我国有着悠久的历史，能有效活血化瘀、祛风散寒。一般来说，3岁以上的宝宝，只要足够配合，都可以进行拔罐。拔罐时，宝宝应该面朝下，躺在床上。在拔罐前应该用消毒的温湿毛巾擦干净皮肤，给宝宝拔罐的时候，最好用玻璃罐，因为这样可以随时观察宝宝皮肤的变化。给宝宝拔罐的时间不宜过长，同时妈妈应该全程在身边观察，一般进行3～5分钟就可以了。如果宝宝在拔罐时哭闹得厉害，就要立刻把罐取下。

给宝宝拔罐的时候，室内要保持温暖，拔罐不要在风口处进行，以防宝宝受凉。如果前一次拔罐部位的痕迹还没消退，就不能在上面拔罐。如果在把罐起了之后皮肤出现水疱或血疱不要把它弄破。如果宝宝皮肤有过敏、溃疡、水肿都不适合拔罐，高热、惊厥的宝宝也不适合拔罐。

若想促进食欲，拔罐的时候可以在宝宝的中脘穴和天枢穴进行，中脘穴在宝宝上腹部，天枢穴在宝宝的肚脐两旁，留罐大约5分钟，隔一天进行一次，也可以在宝宝的背部脾俞穴施行走罐（指罐被吸拔之后，再反复进行推拉或旋转移动，扩大拔罐进行的面积），隔一天进行一次。

足部按摩

足部按摩是通过按摩足部的反射区，促进体内器官、内分泌功能正常运行的一种保健疗法。现代医学认为，足部有全身相关组织的反应点，是全身各部分的缩影，因此，想要改善宝宝的食欲，可以按摩足底相对应的脾、胃、大小肠、甲状腺反射区。

给宝宝做足底按摩的时候，一定要遵循平稳、柔和的原则，可以采用按、揉、摩的手法，必要时辅以推、刮、擦。因为宝宝身体各个部位发育还没完全，所以按摩的时候一定要小心，用力太大会让宝宝的骨骼受到伤害。按摩的动作要变化多样，一般用拇指、食指和手掌的大鱼际就能满足宝宝按摩的需要。对于2岁以下的宝宝特别要注意力度。同时要注意时间，一般1岁以内的宝宝按摩用时10分钟左右，1岁以上5岁以下的宝宝大概按摩15分钟，一个疗程5次。

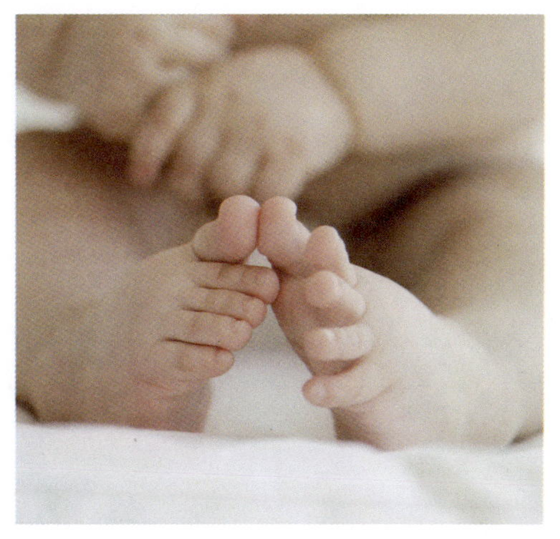

10大秘诀让宝宝爱上吃饭

宝宝不好好吃饭确实是个常见又令人头痛的难题，不过只要掌握下面这些秘诀，就能轻松让宝宝爱上吃饭。

吃饭好习惯，全家总动员

“少成若天性，习惯成自然。”幼时养成的好习惯可令人一生受益，吃饭也是如此，培养宝宝良好的饮食习惯是保证宝宝营养均衡、身体健康、精神愉快、身心正常发育的重要前提。因此，所有的家庭成员都要把培养宝宝良好的饮食习惯作为一件头等大事来抓。

协调好一家人的想法

家庭成员要一起商讨，达成一致，避免不同的喂养主张干扰宝宝膳食质量的调配及良好饮食习惯的建立。成人之间若有分歧，宝宝有时会钻空子，使好的建议无法实施。所以，平时要协调好一家人的想法，避免在宝宝进餐时发生矛盾，明确宝宝的饮食观念。

尊重宝宝的个性

家长要正确认识宝宝的进食个性，如：接受与适应新食物的快慢程度，对食物口味的喜好等，并随之采取相应的措施。不能把别人的经验，生搬硬套地用在自己宝宝身上，更不能采用强制性或哄骗式的喂养方法。

让宝宝更了解食物

进餐前10分钟，家长要提前告知宝宝，让宝宝有个心理准备，并做好清洁卫生的准备。经常给宝宝介绍一些食物的简单营养知识，让宝宝喜欢上这些食物。等宝宝大些，要让宝宝主动参与做饭，如一起去菜市场挑选食材，有了自主权，宝宝吃饭的积极性会更高。

鼓励和规范相结合

父母要采取表扬、鼓励与提要求相结合的方法，这样做既可调动宝宝的积极性，又可规范宝宝的行为。如对吃饭时跑来跑去的宝宝，家长可说："你是好宝宝，吃饭的时候不能到处走。"如果父母只采取单纯表扬的方法，而不对宝宝提出正确行为的要求，也是无效的。

及时矫正不良习惯

发现宝宝有不良饮食习惯时，可以采用多种方法，循循诱导加以纠正。比如宝宝拒绝吃蔬菜、水果、鸡蛋或牛奶等健康食物，父母可在不改变食物内容的前提下，采用不同的烹调方法，改变菜肴的味道，让宝宝重新接受。千万不要采取强迫或哄骗的方法，任何打骂、威胁的手段都是不可取的。但也不能听之任之，以为不良饮食习惯待宝宝长大了会自然而然地消失。

家长要以身作则

成人的良好饮食习惯，对宝宝有着潜移默化的巨大影响。宝宝到了两三岁后，已有一定的自我意识，如果父母能以身作则带头吃各种食物，宝宝就会以父母为榜样，吃多样化的食品，不挑食和偏食。父母在餐桌上不经意说出的话，宝宝常常会听进去，如妈妈说："胡萝卜有一股生腥味，我不爱吃。"宝宝也会随之不爱吃。因此，关于食物的评价在餐桌上要慎言。

如果宝宝出现不接受某些食物的现象，父母的不当言语还会使宝宝厌恶这种食物的程度加深，比如有些家长经常不分场合地说："我的宝宝这也不吃那也不吃。"这样做非但无助于纠正宝宝的坏习惯，反而会给宝宝以心理上的暗示，强化宝宝挑食、偏食的习惯。

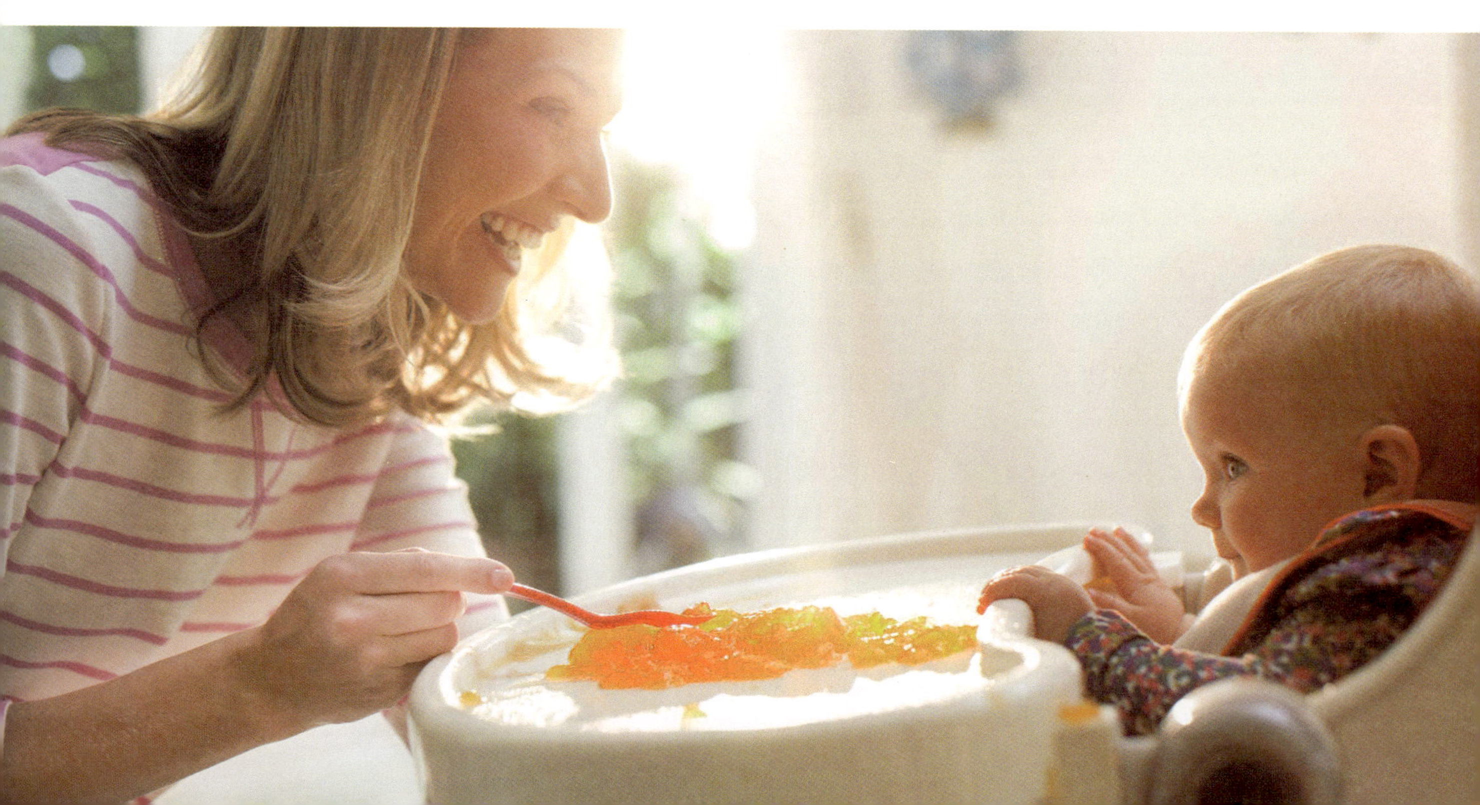

 宝宝偏食，爸爸妈妈要会引导

儿童营养专家调研结果表明，我国大约有2/3的儿童有特别偏爱或者拒绝吃某种食物的习惯。这种偏食习惯如不及时纠正，会造成营养摄取不均衡，甚至导致体弱多病。尤其在婴幼儿时期，宝宝生长发育迅速，各组织器官尚未成熟，对营养的需求较多，须特别注意。

偏食对宝宝的生长发育有何影响

偏食很容易造成营养素摄入比例不当，使人的身心发展受到极大的影响，尤其是对宝宝，这种影响更为明显。

偏食对孩子的健康影响很大，因为人的生命活动、发育、成长都要依靠营养物质的摄入，如脂肪、蛋白质、碳水化合物、维生素和矿物质等。如果孩子因偏食而造成某些营养成分的缺少，则会直接影响到身体和大脑的正常发育、成长，且非常容易患各种疾病。

产生偏食的原因

父母及家庭的饮食习惯一定会对宝宝的偏食造成影响。因为宝宝的模仿力强，若模仿对象中有偏食现象，往往无形中会影响宝宝，导致其不吃或讨厌某种食物，而表现出偏食的情况；父母没有正确的营养知识，会造成宝宝只吃双亲认可的食物，久而久之便容易造成宝宝偏食的现象；宝宝有过不愉快的进食经验，比如被热汤烫到、被鱼刺梗住、口味太重、菜色单调等，都会影响宝宝对食物的印象，进而造成宝宝拒吃或害怕某种食物的心理。

怎样改变宝宝的偏食

目前，偏食的宝宝为数不少。改变偏食，让宝宝去吃那些从没吃过的食物或减少已经吃惯了的食物，的确不是一件容易的事。但是宝宝偏食并非是生来就有的习惯，它是后天形成的一种条件反应，通过引导是可以改变的。

不宜强行纠正

每个宝宝都可能有不同程度的偏食，父母越强行纠正，宝宝可能会越反感。宝宝对于新的食物，一般要经过舔、勉强接受、吐出、再喂、吞咽等过程，反复5～15次才能接受。父母应耐心、少量、多次喂食，并给予鼓励和赞扬。

改变食物的外观

许多宝宝一旦觉得某种食物难吃，下次就不愿意再加以尝试了。此时父母不妨化有形为无形，让宝宝在不知不觉中将该食物吃下。将他讨厌吃的东西切碎、磨成泥、打成汁或以模型切割等方式改变形状，再加入其他食物一起烹调。

改变烹饪方式

同样的食材变换不同的烹煮方法，运用多样化的组合，在菜的颜色、口感上作调整，会让宝宝觉得很有趣，也更具吸引力。

去除特殊的味道

有一些味道较强烈的食物，如青椒、胡萝卜、羊肉、海鲜类等，虽然有营养，却得不到宝宝的青睐。父母不妨多花点心思去除食物强烈的味道，如加柠檬汁去除鱼腥味；处理青椒时，不仅要把内部洗净，还要记得用水浸泡等。

科普教育

要根据宝宝的思维特点，用生动形象的教育方法，让宝宝懂得吃各种食物的好

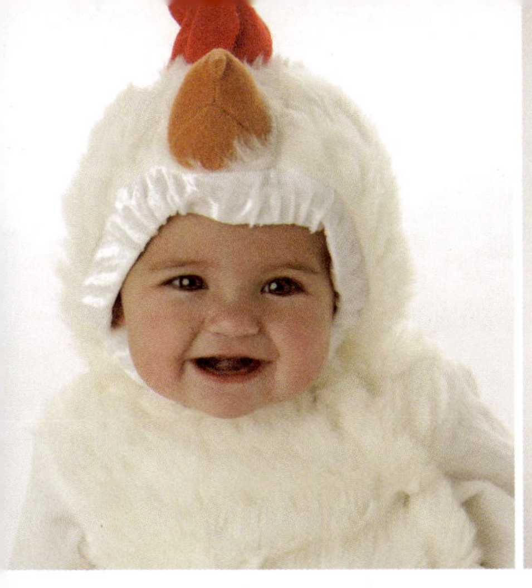
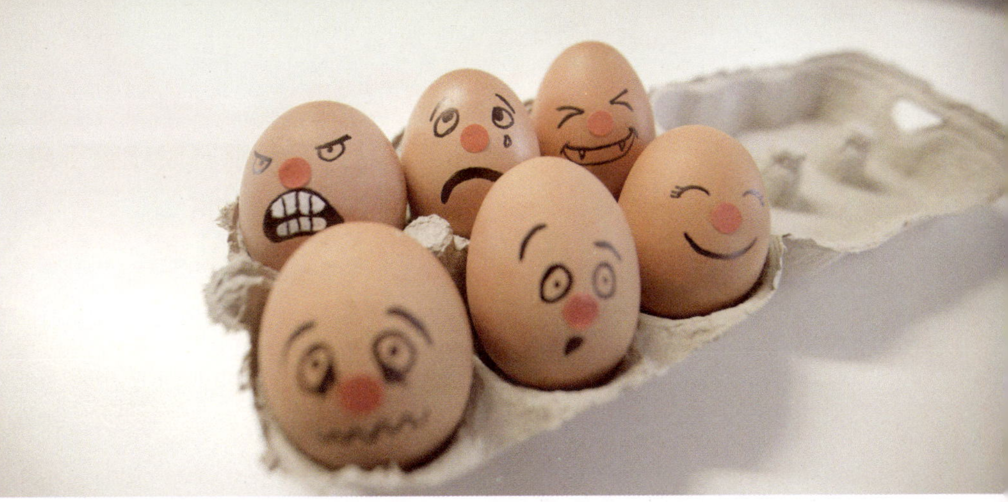

处，以改变其偏食的习惯。也可和宝宝一起看科普电视、电影，让宝宝了解食物，以转变其对食物的态度。

注意发挥情绪、情感的作用

宝宝的情感常是行为的动力，年龄越小，情绪对行为的影响越大，父母切记不可用强制或粗暴的手段来逼迫宝宝吃饭，因为不愉快的情绪不仅会降低食欲、影响消化，而且会让宝宝产生对立情绪或恐惧心理，加重厌食情绪。

放开手脚，让宝宝自己动手吃饭

当父母看到别人的宝宝坐在餐桌前，胸前系着围兜，手里握着勺子，张大嘴巴，认真地自己动手吃饭时，一定羡慕极了。“哎呀，这个宝宝真乖，这家大人真是太省心了。我的宝宝要能这样就好了。”再想想自己的宝宝吃饭总是要大人追在后面喂，真是伤透脑筋。其实，要想让宝宝养成自己动手吃饭的习惯，也不是一件很难的事，只不过要讲究一点策略。

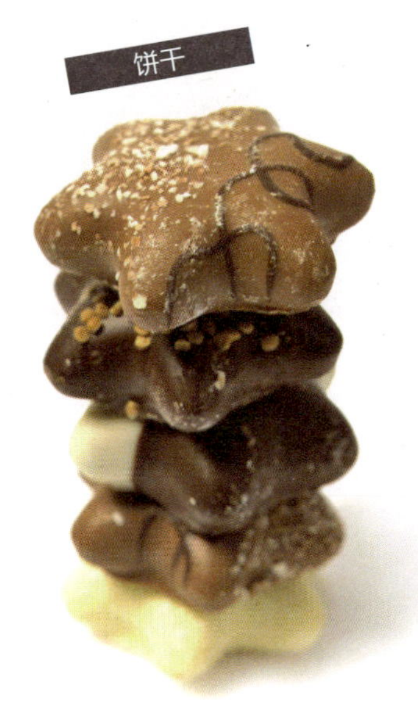

何时开始让宝宝自己动手吃饭

什么时候该让宝宝学习自己动手吃饭呢？宝宝1岁左右的时候，当你试着喂宝宝吃辅食，他却生气地抵抗，甚至是自己用手抓，那么就代表他在向你抗议说："我要自己吃，不要喂我啦！"这个时候，妈妈要学会放宽心，让宝宝自己动手！如果错过了最佳培训期，宝宝对自己进食失去兴趣，或是习惯了由别人代劳之后，培养宝宝自己吃饭就会变得十分困难。

宝宝刚刚开始尝试自己吃饭时，会因为不能灵活使用汤匙而发脾气，家长不妨从旁协助，借以增加宝宝的自信心和成就感。当宝宝可以成功地使用餐具用餐时，家长应给予鼓励和表扬。如果他不小心洒出来了，妈妈也不应该责怪宝宝，应该勉励他下次再改进，以免宝宝产生挫折感。

宝宝自己动手吃饭需要具备的能力

学习自己吃饭可是一点都不容易，小宝贝很可能会一个不小心就将整张小脸，以及整张餐桌都搞得脏兮兮的。但这一过程却可以锻炼宝宝多方面的能力。

坚持度：学习使用餐具对宝宝来说是个巨大的挑战，屡次失败会让宝宝首次感受到挫败感，但同时也可以锻炼他的坚持度。

手眼协调能力：将汤匙精准地送入口中，需要手眼协调配合，如果一开始时宝宝的手眼协调能力不好，可能无法顺利将辅食放入口中而弄得满脸都是。

手部肌肉控制力和抓握能力：抓握汤匙需要大、小肌肉的配合，一般宝宝会依抓握勺——使用筷子的进程来学习使用餐具，也就是说，由粗动作发展到精细动作。

家长需要做的准备

为什么邻居的宝宝已经可以自己吃饭了，但我家的宝宝却不行呢？其实能否自己动手吃饭，需要视宝宝的能力而定。另外，家庭环境的营造也同等重要，如果妈妈老是怕麻烦，省略学习过程，或是因为担心宝宝做不好而代劳，那么在经验不足的情况下，宝宝自然学习不好。不过，训练宝宝独立进食之前，妈妈最好要有充分的心理准备，这样才不易心烦气躁。

用餐准备：在餐具的选择上，最好以塑料材质的学习餐具为主，以免宝宝因老是损坏餐具而产生挫折感。此外，由于小宝贝的胃肠道仍很脆弱，所以妈妈也别忘了在餐后做好餐具的清洗工作。

心理准备：由于小宝宝的肌肉控制力和手眼协调能力仍不足，所以握着汤匙的小手可能无法精准地对准嘴巴，这样的情况下，宝宝可能会出现吃一口、洒两口的情形。这时妈妈要有充分的心理准备和耐心。等到宝宝1岁左右，手部肌肉的控制力和抓握能力较好之后，就会越做越好了。

环境准备：宝宝准备学习自己吃饭了，环境的布置很重要哦！妈妈除了需要准备一个气氛舒适、柔和的愉悦用餐环境外，挑选一组适合的小桌子和小椅子也是同等重要的。建议妈妈一开始训练时就要备妥环境，替宝宝准备一个固定的进餐位置，以及适合他尺寸的餐桌和餐具，并替他围上围兜，以免弄脏衣服。此外，餐桌也不宜铺设桌布，以免导致宝宝分心或是

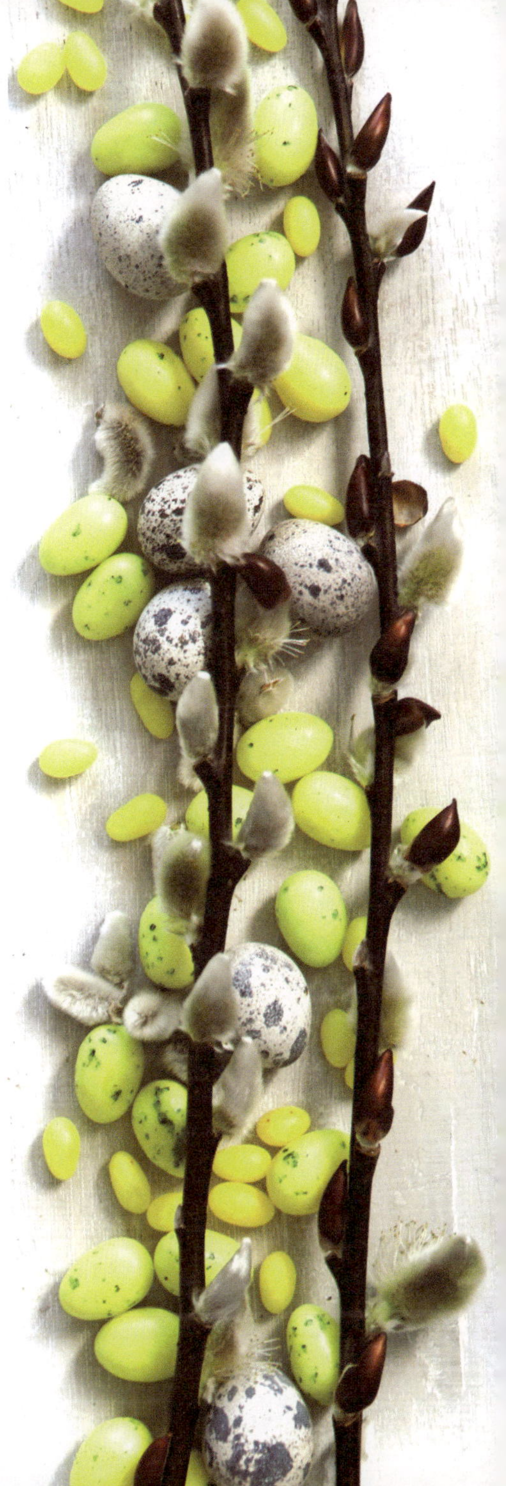

不小心拉扯餐布使餐具掉落。环境的布置越简单越好，这样宝宝较不易受外界干扰，更容易专心吃饭。

让宝宝学会使用餐具

汤匙

由于宝宝的手指灵活度尚且不是很好，所以，一开始多半会用手直接抓取食物。宝宝10个月大左右时，妈妈可以让宝宝试着使用婴儿专用的小汤匙来吃辅食。

一开始妈妈可以从旁协助，如果宝宝不小心将汤匙摔在地上，妈妈也要有耐心地引导，不可以严厉地指责宝宝，以免宝宝排斥学习；到了宝宝1岁左右，通常就可以灵活运用汤匙了。

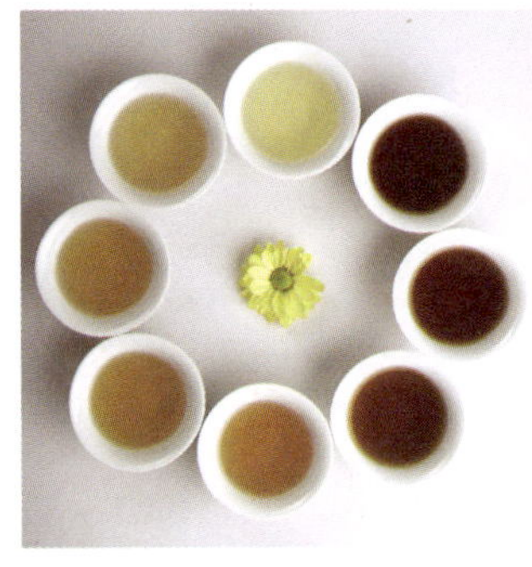

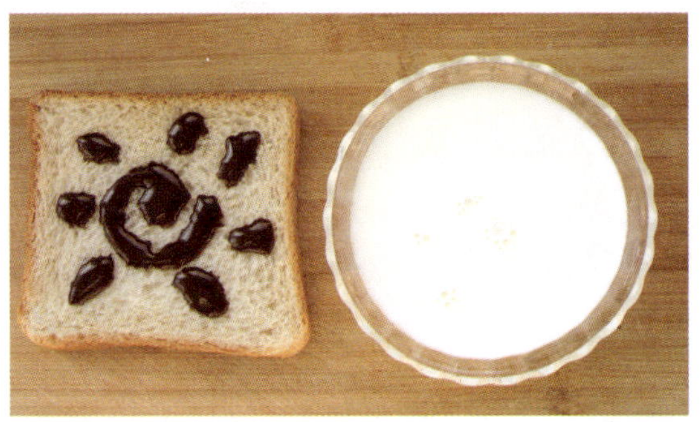

碗

宝宝到了9～10个月时，妈妈就可以准备底部宽广、较轻的碗让他试着使用。不过，由于宝宝的力气较小，所以装在碗里的东西最好不要超过三分之一，以免过重或溢出；而为避免宝宝烫伤，装的食物也不宜太热。

拿碗时，只要让宝宝用双手握住碗两旁的把手就可以了。另外，宝宝可能不懂一口一口地喝，妈妈可以从旁协助，调整每次喝的量。

到了2岁时，就可以让宝宝学习一手托住碗，一手拿汤匙吃饭了，也就是用汤匙将碗内的食物放进嘴里。这时妈妈可以给他一个轻而坚固、不易滑动且适合手大小的碗，并先示范一次拿碗的姿势，再让宝宝模仿，如：将拇指腹压在碗的表缘，小指以外的三根手指放在碗底边缘。

筷子

3岁左右的宝宝不仅可以通过学习使用筷子培养良好的进餐习惯，还能锻炼手指灵活能力。研究表明，用筷子吃饭可以锻炼包括肩部、胳膊、手掌、手指等30多个大小关节和50多块肌肉的能力，这对正处于精细动作发育中的宝宝来说，不失为极好的锻炼方法。

筷子

宝宝开始学习使用筷子时，首先要先为他选择合适的筷子。塑料筷子对刚开始练习使用筷子的宝宝来说太滑，不容易夹菜。宝宝用的筷子要比成人的短些，最好是较细、圆的木筷或竹筷，可以选择带有卡通图案的筷子使宝宝乐于接受。在学习用筷子吃饭之前，父母可以先试着教宝宝用筷子夹一些体积较大不易滑落的东西，比如选用爆米花这种质量轻、上面有沟槽和裂缝，容易夹起来的食物，以刺激宝宝去练习。等宝宝学会拿筷子了再练习夹细小的东西。

小心，这些食物多吃并不好

大量研究发现，宝宝常吃的食品，包括某些我们长期以来习惯性认为多吃无害的食品中，其实可能正隐藏着对宝宝健康成长不利的因素。因此，爸爸妈妈要学会引导宝宝的口味，让宝宝少吃或不吃下列食品。

鸡蛋

鸡蛋一直被认为是多吃无害的食品，其营养成分比较全面。但食用过多，体内胆固醇的含量太高，容易造成营养过剩，导致肥胖，最重要的是它还会加重胃肠、肝肾的负担。宝宝每天吃鸡蛋最多不宜超过3个。

豆类

豆类，特别是未煮熟的豆类，含有一种能致甲状腺肿大的因子，可促使甲状腺素排出体外，容易使体内甲状腺素缺乏而导致体内甲状腺体积增大。宝宝处于生长发育时期更容易受到影响，故未煮透的豆类不宜多食用。

咸鱼

各种咸鱼都含有大量的二甲基亚硝酸盐，摄入体内后一部分转变为致癌物质二甲基亚硝胺。有关研究显示，10岁前开始吃咸鱼，成年后患癌症的危险性比一般人高30倍。

咸鱼

橘子

橘子虽然营养丰富，但其中胡萝卜素含量很高，吃得过多，容易产生高胡萝卜素血症，出现皮肤发黄。所以宝宝吃橘子一天不应多于中等大小的4个。

果冻

果冻不是用水果汁加糖制成的，而是用香精、增稠剂、甜味剂、色素调制而成的，这些物质对人体没有多少营养价值；有时宝宝稍有不慎，大口吞食还容易引起窒息，危及生命。所以多吃果冻对宝宝的健康无益。

泡泡糖

泡泡糖使舌的运动增加，咀嚼、吹泡的过程中，不断吐舌、舔唇、伸舌，可影响颌面部的发育，造成牙颌畸形。泡泡糖的基质以聚醋酸乙烯树脂和增塑剂为主，增塑剂和糖在口腔中溶解，吞入人体。每块泡泡糖中含增塑剂约350毫克，虽然毒性较低，但吃4～8块，就接近人体的中毒剂量。许多宝宝喜欢吹了泡用手拿，然后又放回嘴里，易感染细菌。有时泡泡糖在口腔中有误吞入食道中或造成支气管异物的危险。

泡泡糖

罐头

为延长保存期，罐头食品在制作过程中要加入防腐剂（常用的如苯甲酸）。一般而言，罐头食品所加防腐剂经过检验对人体无毒害作用，少量短期食用是相对安全的，但最好还是避免经常食用。

罐头加工后维生素C损失10%～60%，维生素B_1损失20%～80%，维生素B_2与维生素P损失不到10%，泛酸损失20%～30%，维生素A损失15%～20%。目前市场

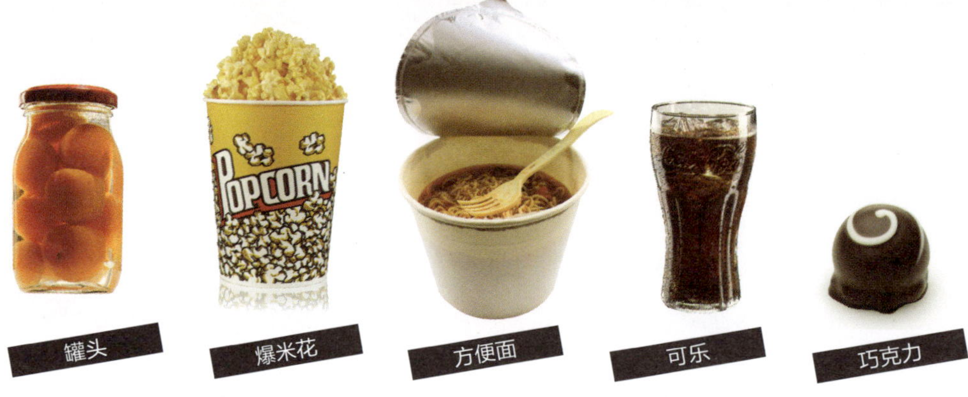

上的罐头类食品，在营养和卫生方面都存在一定的缺陷，不能代替新鲜的蔬菜和水果。

爆米花

爆米花含铅量很高，铅进入人体会损害神经、消化系统和造血功能。宝宝对铅的解毒能力弱，常吃、多吃极易发生慢性铅中毒，造成食欲减退、腹泻、烦躁、牙龈变紫以及生长发育滞后等严重后果。

方便面

方便面中含有食用色素和防腐剂等，宝宝常吃或多吃容易引起营养失调，且方便面中含油量很大，常吃还会造成肥胖。

可乐

可乐中含有一定量的咖啡因，对中枢神经系统有兴奋作用。由于宝宝各组织器官尚未发育完善，抵抗力和解毒能力较弱，故不宜较早或过多饮用可乐。

巧克力

宝宝食用巧克力过多，会使中枢神经处于异常兴奋状态，容易产生焦虑不安、心跳加快、食欲下降等不良反应。

 爸爸妈妈别犯错，警惕喂养误区

在日常生活中，父母常常会在宝宝的喂养方面出现错误，不但无法让宝宝补充足够丰富的营养，还会给宝宝的身体健康造成损害。下面列举几种宝宝喂养的误区，给父母们作为参考。

误区一：宝宝牙齿没长全，大人替宝宝嚼饭

有的父母在给宝宝喂饭时，习惯自己先把饭菜嚼烂，然后再将嚼好的食物喂给宝宝吃，认为这样做十分稳妥，不但可以避免热饭菜烫伤宝宝，还能帮宝宝嚼碎食物有助于消化。尤其是许多中老年人，认为给宝宝喂饭时一定要先嚼饭。其实这种做法是不对的，对宝宝的健康十分有害。

成年人的口腔中含有大量细菌和病毒，即便是身体健康的成年人，口腔内仍有一些病菌。食物经成年人咀嚼后喂给宝宝，很容易将细菌和病毒传染给宝宝，如造成宝宝口腔溃疡等。宝宝在长牙期间牙龈会有一些破损，非常容易感染病菌，而宝宝自身的抵抗力比成年人更弱，一旦各种病菌从口而入，就会导致宝宝患病，造成不必要的麻烦和痛苦。而且父母帮助宝宝咀嚼饭菜，并不会有益于宝宝的胃肠消化，反而会阻碍宝宝乳牙和咀嚼功能的发育，还会造成宝宝面部轮廓和脸型线条走样，影响宝宝的容貌。另外，长期食用成年人咀嚼后的食物也不利于宝宝消化能力的提升。所以如果食物较硬不易咀嚼，父母就不应该给宝宝吃。宝宝的食物要跟父母分开，以易咀嚼、易消化的食物为主。

误区二：宝宝不爱吃饭，采取奖赏和利诱的方法

有的家长为了让宝宝积极吃饭，就采取奖赏利诱的办法，比如让宝宝吃两口蔬菜，然后就奖赏一块糖，这种做法极其错误。

用零食作为诱惑，对宝宝来说其实是一种巨大的压力，会让宝宝觉得吃饭变得像完成任务一样，精神紧张，这无形中增加了宝宝吃饭的负担，并在宝宝心里形成一种条件反射。宝宝一看见蔬菜，就会想起糖果、零食，为了得到奖赏，宝宝要忍耐痛苦吃掉蔬菜，这样一来，会让宝宝更加讨厌蔬菜。而且这种奖赏利诱的方法会影响宝宝的正确判断，会让宝宝认为零食是好东西，而蔬菜是坏东西。宝宝为了吃到好东西，

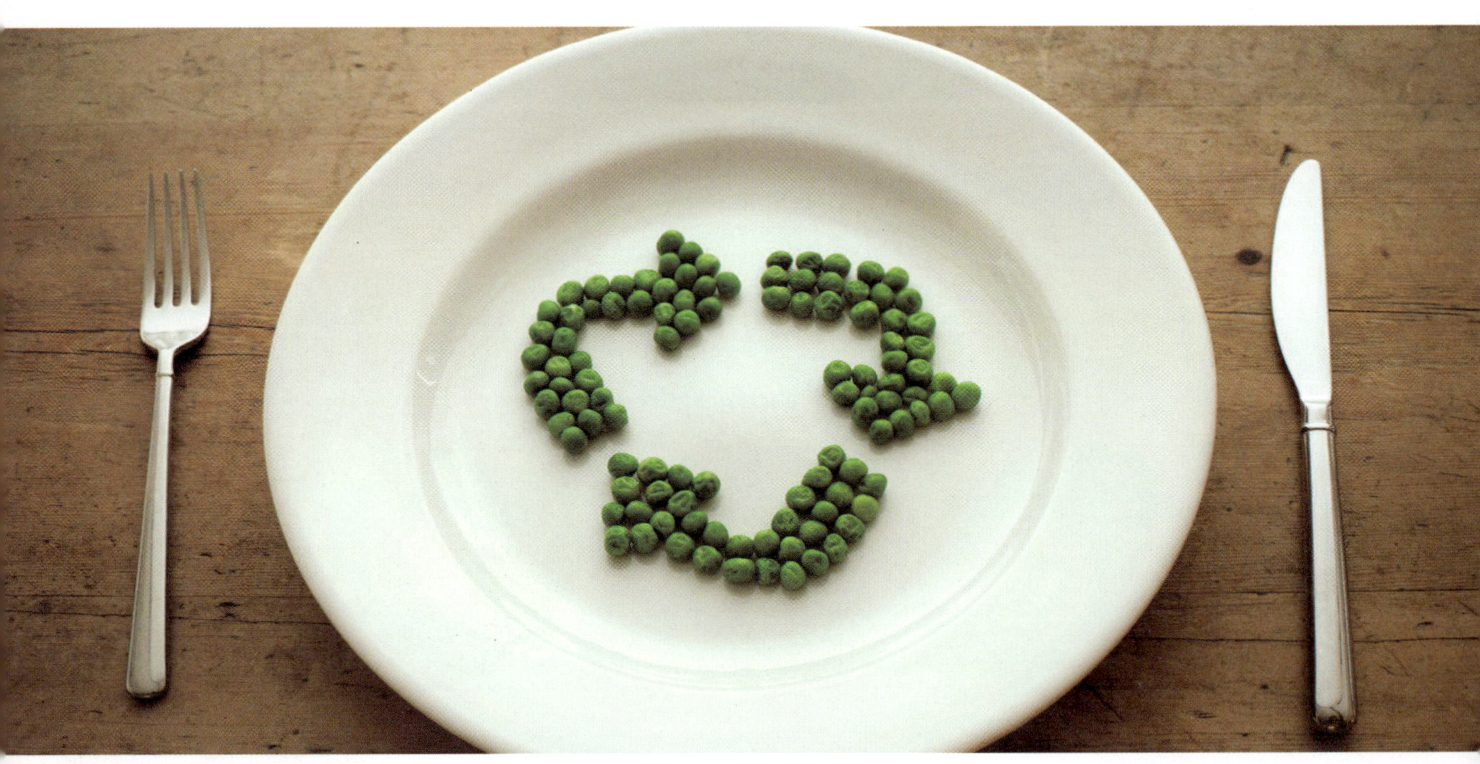

只能做出“牺牲”，先吃掉那些坏东西。这样一来，势必会颠倒食物在宝宝心中的价值，以坏为好，是非难分。

误区三：宝宝长身体，吃得越多越健康

许多家长都担心宝宝吃饭少影响身体发育，因此不停地给宝宝喂饭，即便宝宝吃饱了，也要威逼利诱多塞几口。这种做法也是不正确的。

宝宝长身体关键在于营养丰富平衡，而不是吃得越多越健康。父母只要每顿饭定量给宝宝添加足够的营养，就不必让宝宝吃到撑。喂饭过多会使宝宝胃里的食物还没完全消化，又开始吃下一顿饭，容易导致积食。

宝宝饮食过量还会导致大脑供血不足，让宝宝疲惫、困乏、精神萎靡。如果食用含蛋白质的食物过多，还会加重宝宝肾脏的负担，对身体健康有害。所以，宝宝吃饭时，父母要先给一小份包含各种营养的食物，保证营养平衡，如果宝宝意犹未尽，就尽量再给宝宝添加蔬菜水果，这样对宝宝的健康很有益处。

误区四：宝宝吃饭慢，妈妈坚持喂饭

吃饭的时候，有些妈妈非常喜欢亲自喂宝宝吃饭，即便宝宝长到两三岁，妈妈觉得宝宝自己吃饭慢，用手抓会弄乱饭桌，因此仍然坚持喂饭。可是长期给宝宝喂饭，反而会影响宝宝的健康成长。

宝宝长到1岁之后，自我意识发展迅速，渴望自主进食，并从中获得愉悦新奇的体验。妈妈给宝宝喂饭，会让宝宝心情沮丧，厌恶吃饭，把吃饭当成负担。宝宝对喂饭失去兴趣，产生厌烦，许多妈妈便会一边喂饭一边做游戏，常常一顿饭吃两个小时。这样会让宝宝养成不良习惯，没有游戏，就不能吃饭，长期如此将导致宝宝注意力不集中，缺乏耐久力和坚忍力，势必影响长大后的学习和工作。

让宝宝安全健康吃零食

提到零食，很多人的第一反应都是糖果、薯片等垃圾零食，其实零食范围非常广泛，其中健康的零食也非常多，适当选择零食对宝宝的生长发育有好处，而错误的吃零食习惯则会成为威胁宝宝健康的大敌，那么究竟该如何正确地给宝宝们吃零食呢？

蔬菜水果类零食

新鲜果蔬类食物含有丰富的维生素C、维生素B、钾、镁、钙和膳食纤维等有益于健康的营养成分。

可经常食用：新鲜蔬菜、水果，如番茄、黄瓜、香蕉、梨、桃、苹果、柑橘、西瓜、葡萄等。

适当食用：用糖或盐加工的果蔬干，如海苔片、苹果干、葡萄干、香蕉干等。

限量食用：罐头、蜜饯，例如水果罐头、果脯等零食含有较多糖而且制作中损失了部分营养素，要限量食用。

奶及奶制品

奶类是含钙最丰富的天然食物，同时含有丰富的优质蛋白质和核黄素等重要营养素。

可经常食用：优质的奶类零食，如纯鲜牛奶、酸奶等可以作为正餐中奶类食物摄入不足的重要补充。

适当食用：奶酪、奶片等奶制品。

限量食用：炼乳等通常含糖较多的食品，乳饮料、乳酸饮料不属于奶类不可替代纯牛奶。

坚果类零食

坚果如核桃、瓜子、花生、腰果、松子、杏仁、榛子等富含优质的植物蛋白及钾、镁、磷、钙、铁、锌、铜等矿物质，也是维生素E、维生素B_1、维生素B_2、烟酸、叶酸以及膳食纤维的良好来源，是营养价值较高的零食。

可经常食用：在制作时不添加油脂、糖、盐的花生米、核桃仁、大杏仁、松子、榛子等。

适当食用：一旦上面所说的坚果穿上油脂、糖、盐的“外衣”，就属于适当食用的零食了，例如琥珀核桃仁、鱼皮花生、盐焗腰果等。

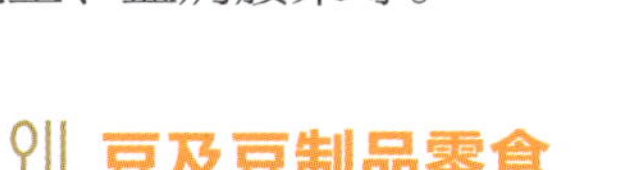

豆及豆制品零食

豆类可提供优质的植物性蛋白质，含有丰富的钙、磷、铁、锌及B族维生素，能够促进身体健康、增强记忆力。

可经常食用：不添加油脂、糖、盐的豆浆、烤黄豆等。

适当食用：经过加工的豆腐卷、怪味蚕豆、卤豆干等。

谷类零食

谷类零食有很多，常见的是饼干、面包、糕点、方便面，以及各种淀粉制作的膨化食品等。

可经常食用：加油脂、糖、盐较少的煮玉米、无糖或低糖燕麦片、全麦饼干等。这类零食是纤维素的极佳来源，不仅脂肪少、能量低，而且含有大量的营养素，如B族维生素、维生素E、钾、硒和铁等。

适当食用：蛋糕、饼干等，因其添加了较多的脂肪、盐、糖。

限量食用：膨化食品、奶油夹心饼干、方便面、奶油蛋糕等，这些食物含有较多脂肪，而且高盐、高糖。

肉类、海产品、蛋类零食

肉类、海产品、蛋类零食不仅能提供人体所需要的蛋白质、脂肪、无机盐和维生素，而且味道鲜美、营养丰富、饱腹作用强。

可经常食用：水煮蛋等在制作时没有添加油脂、糖、盐的零食。

适当食用：牛肉干、火腿肠、肉脯、卤蛋、鱼片等。因为这些零食含有大量的食用油、盐、糖、酱油、味精等调味品，所以宝宝不宜大量食用。

限量食用：炸鸡块、炸鸡翅等。

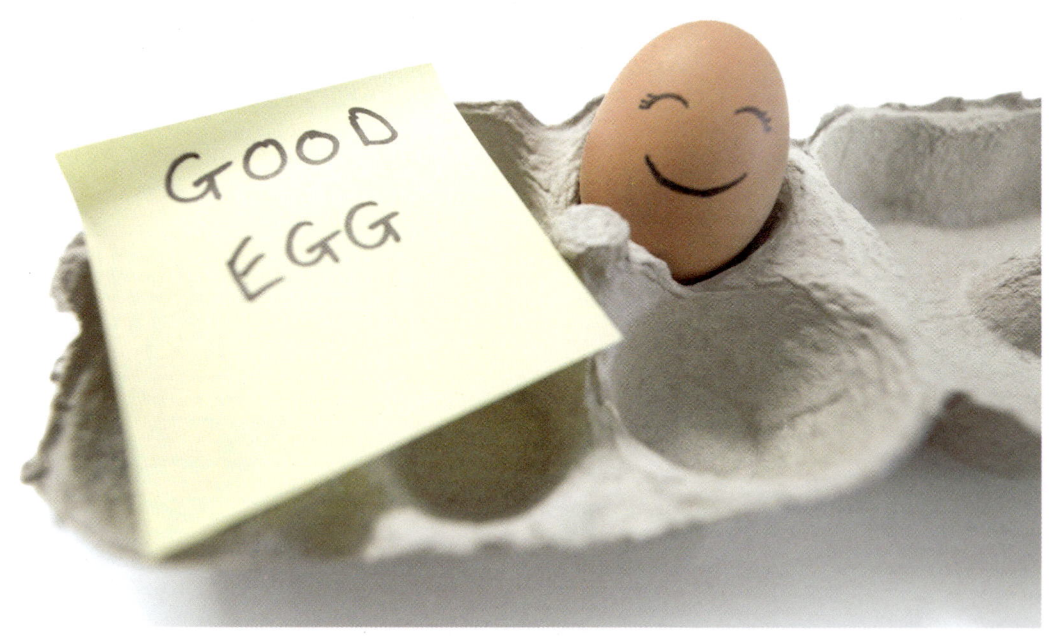

 宝宝喝饮料的是是非非

宝宝爱喝饮料，各种饮料的广告也将市场指向明确对准了儿童。诱人的广告透露着这样的信息：营养又好味。甜甜酸酸的味道让宝宝无法抵挡，但宝宝喝下去的饮料是否真的有营养，这个问题值得爸爸妈妈关注。

宝宝不能喝的4大饮料

碳酸饮料

冰镇的碳酸饮料有一定的消暑解渴作用，但这类饮料含糖量极高，会带来很高的热量，而提供的营养物质却很少，且碳酸产生的气体会产生饱腹感，影响宝宝进食。

果汁或果味饮料

果汁里面含有微量维生素以及微量元素，但每100毫升的热量相比水果却要高上很多。如果仔细阅读饮料的标签，会发现很多“果汁”其实是含果汁饮料。所含的真正果汁可能不超过10%，而糖和调味剂却是主要成分，因此喝果汁不如直接吃水果。

运动饮料

这种饮料的成分与人体体液相似，饮用后能迅速被身体吸收，及时补充人体因大量运动出汗所损失的水分和电解质（盐分），使体液达到平衡状态。但如果没有体力消耗还喝这种饮料，那么水中的钠元素会增加机体负担，使心脏负荷加大、血压升高。成年人夏天外出体力消耗比较大，可适当饮用，但不宜让宝宝喝。

茶饮料

很多家长认为茶饮料的含糖量较低，又含有茶多酚，是可以给宝宝喝的健康饮

料。殊不知茶饮料中的茶多酚含量极少，且宝宝也不需要补充茶多酚。茶饮料成分仍然以糖为主，热量较高，其营养价值却远不如真正的茶。

宝宝过量喝饮料的危害

发生营养障碍

经常给宝宝喝饮料或喝过凉的碳酸饮料，不仅会对胃有刺激，而且还会冲淡胃中的消化液，使食物的消化和吸收受到影响，长此下去就会发生营养障碍，导致抗病能力下降。

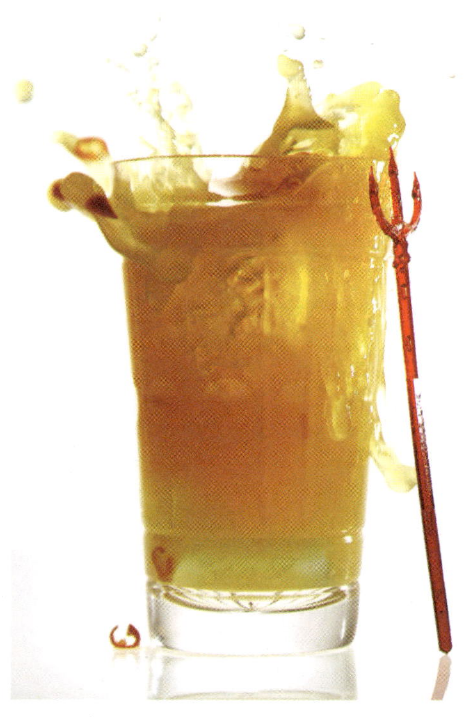

影响正常进食量

碳酸饮料产生的过多气体会使胃部膨闷、胀饱，从而使食欲下降；饭前大量饮用饮料会冲淡胃消化液，使食欲减退；含糖分高的饮料不仅影响进食量，而且又代替不了营养丰富的正餐。上述情况势必影响正常进餐，破坏进食规律。

加重肝脏和肾脏的负担

饮料中的糖分、合成色素、防腐剂、香精等，虽然对身体几乎没有任何用处，但却需要经由肝脏进行解毒，然后再从肾脏排出体外。如果经常或大量喝饮料，首先，会加大功能还未发育完善的肝脏和肾脏的代谢负担，尤其是给宝宝喝了劣质的饮料，肝肾的负担更重；其次，饮料中的色素多是人工合成的，若是经常饮用，这些合成色素就会妨碍神经系统信号的传导，使宝宝容易出现情绪不稳定、易焦躁等多动症的症状。

容易导致肥胖

饮料中都含有大量的糖，因此饮食完全正常的宝宝，如果经常大量喝这类饮料，则可能使身体内的热量过盛，从而转化为脂肪，使身体不知不觉地变得肥胖起来。

给宝宝吃水果的学问

水果色泽鲜亮，口味酸甜，外形看上去又很惹宝宝喜欢，加之含有丰富的营养，因此，只要宝宝喜欢，妈妈可经常让宝宝可着劲儿地吃。然而水果固然好吃，但却并非多多益善，这其中还蕴藏着很多的学问。

注意食用时间

有的妈妈喜欢从早餐开始，就在餐桌上摆放一些水果，以供宝宝在餐后食用，认为这时吃水果可以促进食物的消化。当然，这对于喜欢吃动物性荤腥食品和油腻食品的人很有必要，但是对于正在生长发育中的宝宝却并不适宜。因为水果中有不少单糖物质，极易被小肠吸收，但若是堵在胃中，就很容易形成胀气，以至于引起便秘。所以在饱餐之后不要马上给宝宝吃水果。同时，也不适宜在餐前给宝宝吃，因为宝宝的胃容量还比较小，如果在餐前食用，就会占据胃的空间，影响正餐的进食量。最佳的做法是，把吃水果的时间安排在两餐之间，或是午睡醒来后，让宝宝把水果当作点心吃。

要与宝宝的体质相宜

给宝宝选用水果时，要注意与体质、身体状况相宜。舌苔厚、便秘、体质偏热的宝宝，最好吃寒凉性水果，如梨、西瓜、香蕉、猕猴桃、芒果等；秋冬季节宝宝患急慢性气管炎时，吃柑橘可疏通经络、消除痰积，但柑橘如果吃多了，会使宝宝上火；当宝宝缺乏维生素A、维生素C时，多吃含胡萝卜素的杏、甜瓜及葡萄柚；宝宝患感冒咳嗽时，可以给宝宝经常做些梨粥喝，或是用梨加冰糖炖水喝，因为梨性寒，可润肺生津、清肺热，从而止咳祛痰，但宝宝腹泻时不宜吃梨。

西瓜不可随意吃

西瓜清凉解渴，在宝宝发烧或身患暑热证时，食用西瓜非常有益。但是一定要注意让宝宝适量食用，特别是脾胃虚弱、腹泻的宝宝更不能多吃西瓜。因为西瓜性寒，属生冷食物，如果食用太多，不仅会使脾胃的消化能力更弱，而且还会引起腹痛、腹泻等消化道症状。

不能用水果代替蔬菜

无论是口感还是口味，蔬菜都远不及水果。因此，有些妈妈在宝宝不爱吃蔬菜时，就会给宝宝吃水果，认为这样可以弥补不吃蔬菜对身体造成的损失。然而，这种水果与蔬菜互代的做法并不科学。如果经常让宝宝以水果代替蔬菜，势必水果的摄入量就会增大，因而导致身体摄入过量的果糖。而体内果糖太多时，不仅会使宝宝的身体缺乏铜元素，影响骨骼的发育，导致身材矮小，还会使宝宝经常有饱腹感，食欲下降。另外，水果中的无机盐、粗纤维的含量要比蔬菜少，与蔬菜相比，水果促进肠蠕动、保证无机盐中钙和铁的摄入的功用要相对弱一些。

有些水果要适度食用

荔枝汁多肉嫩，且如糖果般香甜，宝宝通常一吃就停不下来，然而吃荔枝最重要的就是不能过量。因为大量吃荔枝不仅会使宝宝的正常饭量大为减少，影响他对其他必需营养素的摄取，而且常常会在次日清晨，出现头晕目眩、面色苍白、四肢无力、大汗淋漓的症状，这是由于荔枝肉含有一种可引起血糖过低而导致低血糖休克的物质。如果不能立即就医治疗，便会发生血压下降、晕厥，甚至危及生命的可怕后果。

柿子也是宝宝钟爱的水果，但当宝宝过量食用，尤其是与红薯、螃蟹一同吃时，便会使柿子里的柿酚、单宁和胶质在胃内形成不能溶解的硬块儿。这些硬块不仅会使宝宝发生便秘，而且，这些硬块如果不能从体内排出，便会停留在胃里形成胃结石，致使宝宝胃部胀痛，出现呕吐及消化不良等症状。

宝宝不爱吃蔬菜怎么办

不爱吃蔬菜是很多宝宝的共同特点，也是父母们不得不想办法尽早解决的饮食难题。不爱吃蔬菜会使宝宝维生素摄入量不足，发生营养不良，影响身体健康。如果宝宝从小吃蔬菜少，偏爱吃肉，长大后就很可能不太容易接受蔬菜，那时再纠正就会更加困难。

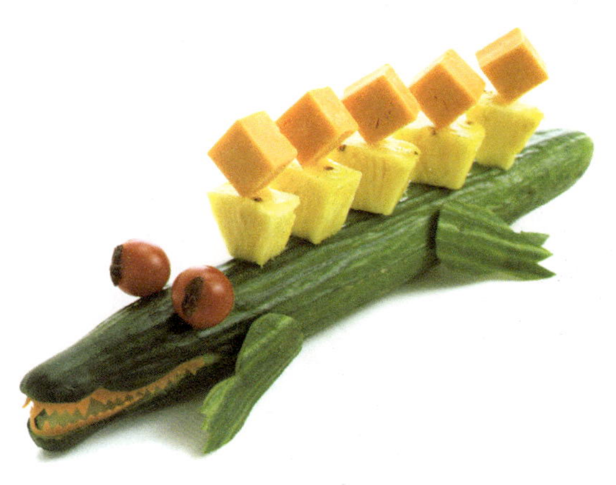

宝宝不吃蔬菜的危害

不吃蔬菜容易引起便秘

不吃蔬菜就会使纤维素摄取不足，对肠壁的刺激性小，致使肠蠕动减弱，粪便在肠道停留的时间过长。因而宝宝会经常发生便秘，并将粪便中的有毒成分吸收到血液中，影响正常的新陈代谢，容易生病。

不吃蔬菜破坏肠道环境

蔬菜中的纤维素可促进肠道中有益菌的生长，抑制有害菌繁殖。如果经常不吃蔬菜，就会破坏肠道内有益菌的生长环境，影响肠道对营养的吸收。

不吃蔬菜使维生素C摄取不足

蔬菜是维生素C的主要来源，而维生素C对宝宝的发育有很大影响。它可促使钙质沉积，是宝宝乳牙及骨骼健康发育的必需营养素。如果经常不吃蔬菜，可能会出现牙龈出血、牙周炎、骨骼松软易断以及皮下出血和身体感染等症状。

如何让宝宝从小爱上吃蔬菜

蔬菜不仅含有丰富的营养，而且它还能在咀嚼中给宝宝提供丰富的口感体验。国外饮食心理专家研究认为，蔬菜鲜脆、辛烈、清苦等滋味，与宝宝日后形成良好的性格及很强的环境适应能力有密切的关系，拒绝蔬菜的宝宝往往有不愿意接受周围环境的倾向。一般而言，幼年时对食物的种类尝试得越多，成年后对生活的包容性就越大，适应环境的能力也越强。这一点对于我国更为有意义，因为我国的饮食以丰富多彩而著称。因此，父母不可在宝宝吃蔬菜的问题上听之任之。

告诉宝宝多吃蔬菜的益处

父母要及时告诉宝宝多吃蔬菜有什么好处，不吃蔬菜会引起什么不好结果，并有意识地通过一些故事让宝宝知道，多吃蔬菜会使他的身体长得更结实，更不容易生病。

有些宝宝对于过分鲜艳的蔬菜有恐惧感，如紫甘蓝、胡萝卜、黑木耳、大红椒等。妈妈应该从心理上舒缓宝宝的紧张感，通过讲故事的办法开导教育宝宝。比如吃黑色的食物，眼睛就会黑黑亮亮；吃红色食物，嘴唇会像白雪公主一样红嘟嘟很漂亮；吃绿色蔬菜会像大力水手一样有力气等。

为宝宝做榜样

父母应带头多吃蔬菜，并表现出津津有味的样子。千万不能在宝宝面前议论自己不爱吃什么菜，什么菜不好吃之类的话题，以免对宝宝产生误导。

注意改善蔬菜的烹调方法

妈妈可以给宝宝制作颜色鲜艳、味道可口的蔬菜辅食。比如把蔬菜制成菜泥或菜汁，加入瘦肉或鱼肉调制肉馅，给宝宝做馄饨或者菜肉混合的丸子；也可以用蔬菜汁和面，制成颜色不同的馒头、面条。这样一来，宝宝既无法把蔬菜挑出来，又能保证蔬菜、肉类、谷物的营养摄入均衡。

还可以使用循序渐进、从少到多的方法，将一些味道特殊的蔬菜缓慢添加到辅食中，比如苦瓜、芹菜、芥菜等。开始添加一点点，如果宝宝不排斥，再逐渐增多。这样可以给宝宝一个适应的过程，让宝宝不会对蔬菜过于反感；如果宝宝对于蔬菜的粗纤维很排斥，咀嚼很久仍无法下咽，妈妈可以将蔬菜、水果混合打成浆汁，然后用凉白开水稀释给宝宝喝；或者将蔬菜、水果制成糊状，用动物形状的小碗盛好给宝宝吃。

从兴趣入手，培养宝宝对蔬菜的喜好

儿童心理专家认为，乡下的宝宝很少厌吃蔬菜是因为他们从小参与或目睹了蔬菜的生长，对蔬菜有了一种比较亲切的认识。妈妈可通过让宝宝和自己一起择菜、洗菜来提高他对蔬菜的兴趣，吃自己择过、洗过的蔬菜，宝宝一定会觉得很有趣。

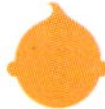

厨房游戏让宝宝吃得更香

妈妈和宝宝一起做厨房游戏，不但能让宝宝爱上吃饭，同时还能培养宝宝的智力，刺激、操练宝宝的大脑，增强宝宝的食欲。

厨具辨声

妈妈用汤匙轻敲各种厨具，就会发出清脆悦耳的声音，容易吸引宝宝的注意力。然后妈妈可以告诉宝宝，这是玻璃杯的声音，那是锅盖的声音，这样做能够有效地训练宝宝的听觉敏感性，也会让宝宝对餐具和厨房用品感兴趣，吃饭的时候注意力就会更集中一些。

食材辨色

每一种食材都有独特的颜色，妈妈可以用食材作为“教具”训练宝宝分辨颜色、认识食物品种。比如拿一根菠菜，告诉宝宝“这是绿色的菠菜”，再换一块豆腐，告诉宝宝“这是白色的豆腐”。通过训练，能让宝宝的视觉智能得到提升，而且宝宝认识各种食物之后，在饭桌上见到熟悉的东西，就会有亲切感，对吃饭就更有兴趣。

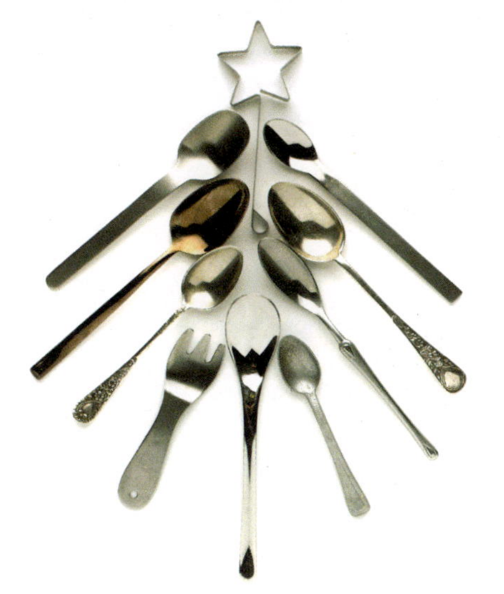

触摸厨具

妈妈将厨房中的所有厨具清洗干净，然后训练宝宝的触觉，厨房中有各种各样的材质，木质的、金属的、瓷的、布的、海绵的等等，可以让宝宝尝试触摸，感受一下不同材质的差异，就算宝宝用嘴咬也没关系。触摸厨具的游戏可以训练宝宝的感觉器官，对宝宝认识世界很有好处，也可以加深宝宝对厨具功能的理解，吃饭时就会知道饭碗是什么，勺子有什么功能。

菜肴闻香

妈妈把菜炒好之后，可以先把一点菜放在小盘里，让宝宝闻一闻香味，训练宝宝的嗅觉，让宝宝喜欢上饭菜的香气，提升宝宝的食欲。另外，还可以让宝宝适当闻一闻醋、酱油、葱、蒜等刺激性气味，这样能够有效地加强宝宝的嗅觉发展。宝宝嗅觉的灵敏度直接跟食欲有关，嗅觉健康的宝宝对饭菜更有食欲。

分辨味道

妈妈可以蘸一点糖水、酱油、柠檬汁、苦瓜汁等，让宝宝感觉什么是酸甜苦辣咸。通过品尝训练，宝宝很快就能学会分辨食物的味道，味觉能得到充分的刺激。这种训练让宝宝对每一种味道都感觉新奇，能够有效地纠正偏食、挑食的坏习惯。

需要注意的是，厨房里隐藏着很多危险，如菜刀、易碎的玻璃、瓷器、火炉、滚烫的饭锅等，因此厨房游戏只能在平时进行，妈妈做饭期间，一定不能让宝宝进厨房玩耍。玩厨房游戏的时候，妈妈一定要在场，将刀具、叉子等尖锐厨具收起来，并且告诉宝宝燃具很危险，让宝宝引起注意。

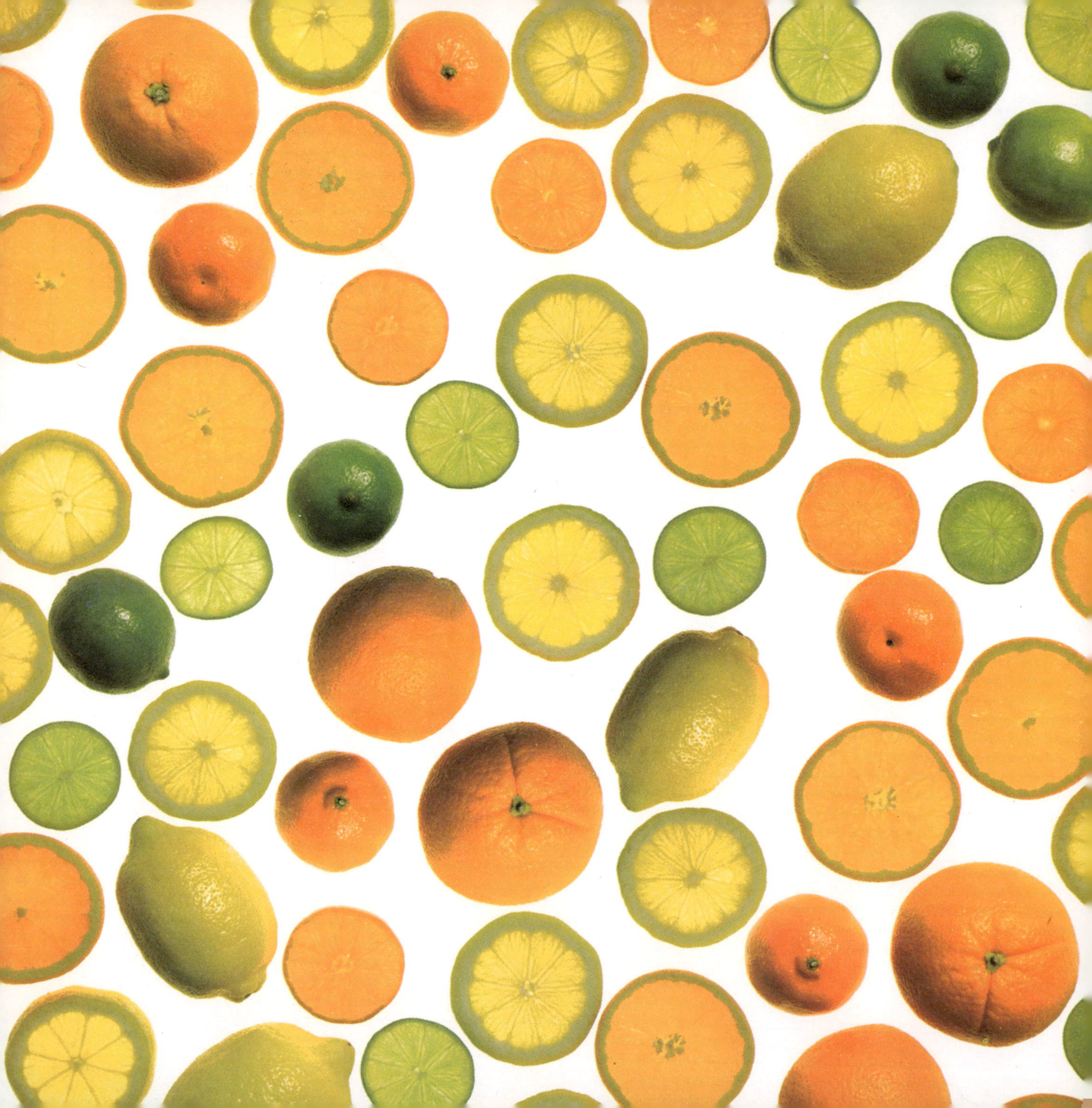

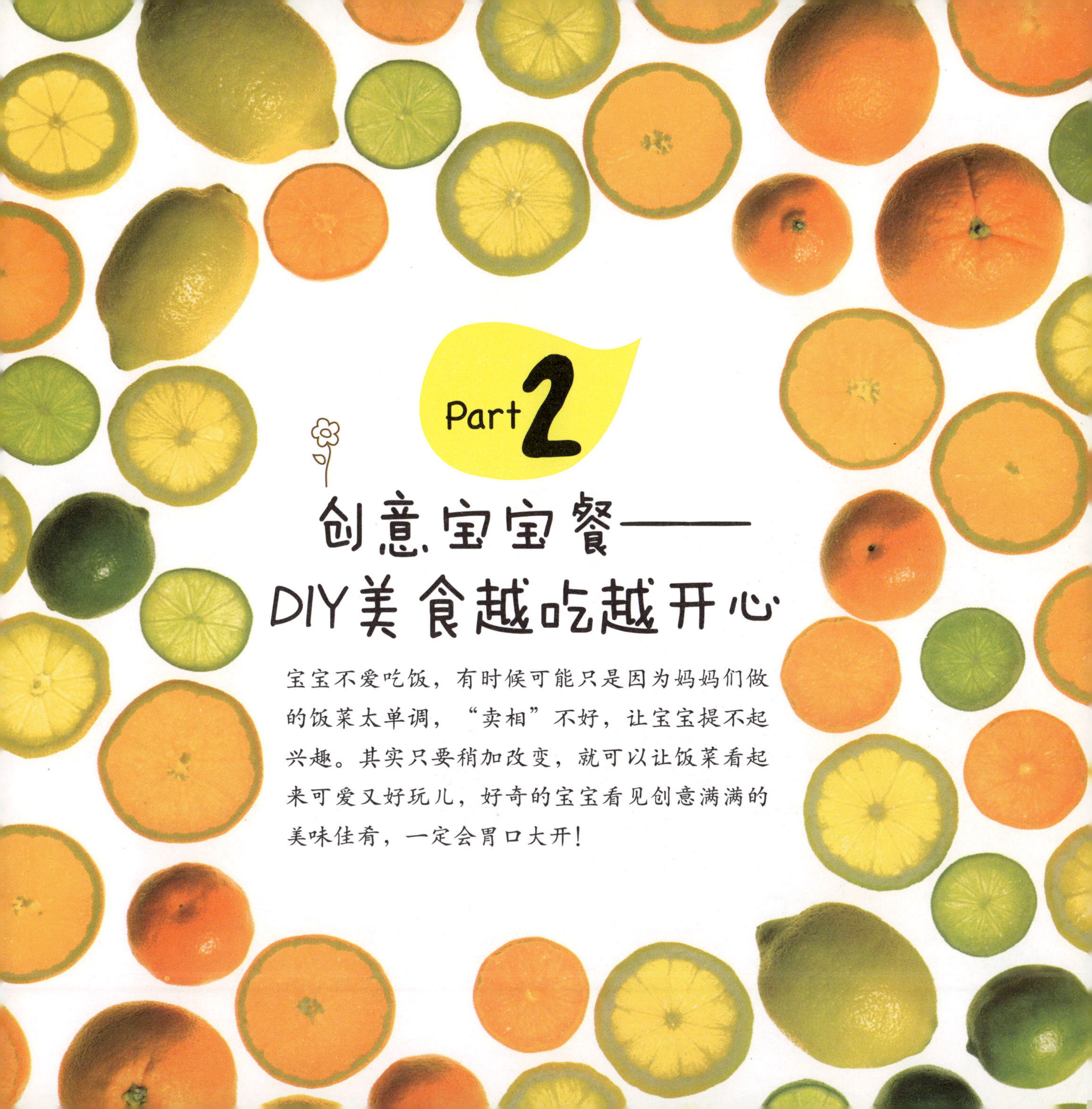

Part 2

创意宝宝餐——DIY美食越吃越开心

宝宝不爱吃饭，有时候可能只是因为妈妈们做的饭菜太单调，“卖相”不好，让宝宝提不起兴趣。其实只要稍加改变，就可以让饭菜看起来可爱又好玩儿，好奇的宝宝看见创意满满的美味佳肴，一定会胃口大开！

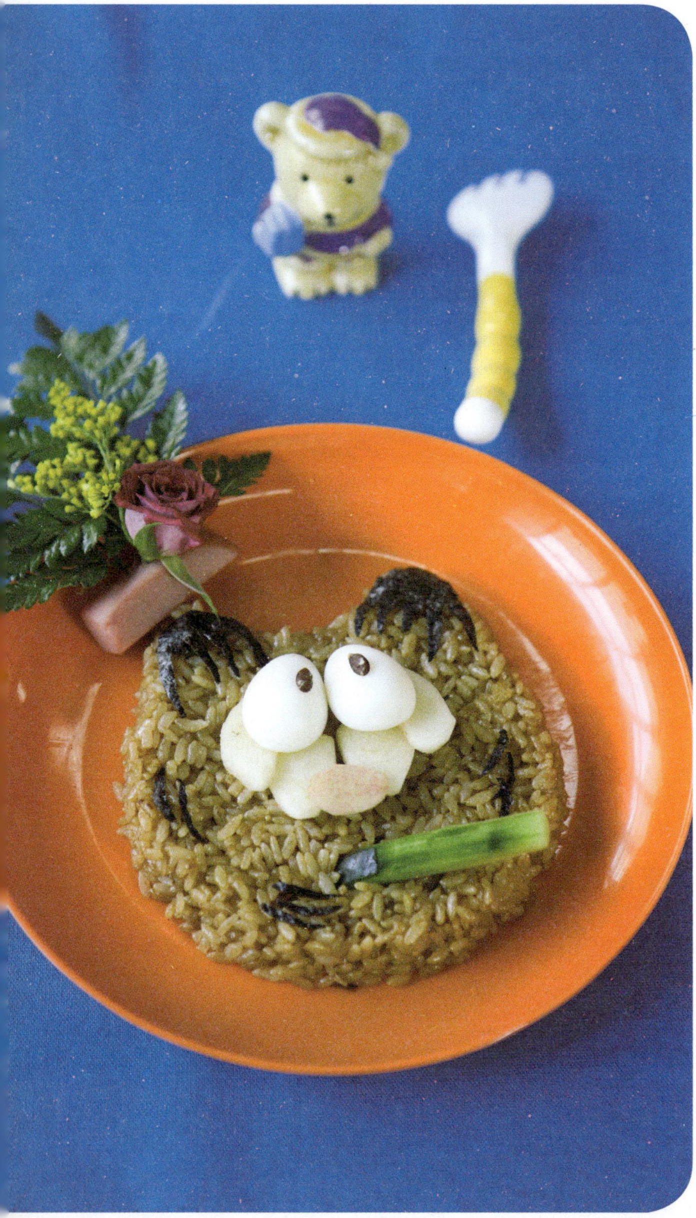

加菲猫炒饭

材　料

鸡蛋炒饭……………………………1人份
鹌鹑蛋………………………………1个
火腿肉………………………………1块
梨、海苔、黄瓜………………各适量

调　料

蚝油…………………………………1勺
盐……………………………………1克
香油……………………………………适量

做　法

1 在鸡蛋炒饭中加入适量蚝油、盐、香油翻炒均匀。
2 把炒好的饭摆成猫脸的造型，将海苔、梨、火腿肉、黄瓜、鹌鹑蛋做成需要的形状，摆放在猫脸上。
3 取一些干花、干草插在火腿肉上做最后的装饰即可。

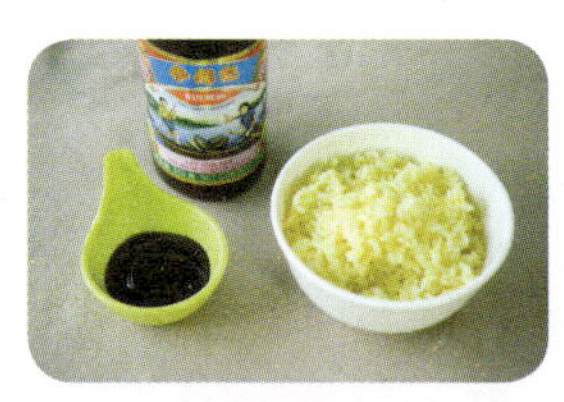
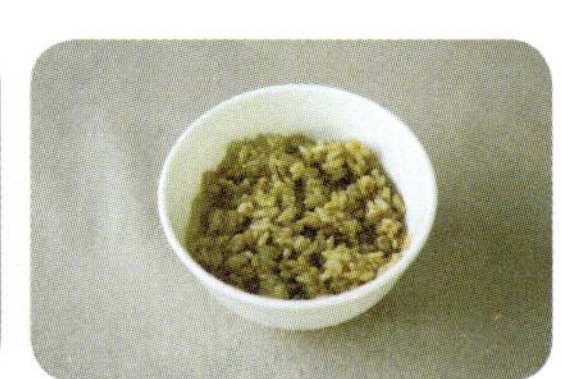
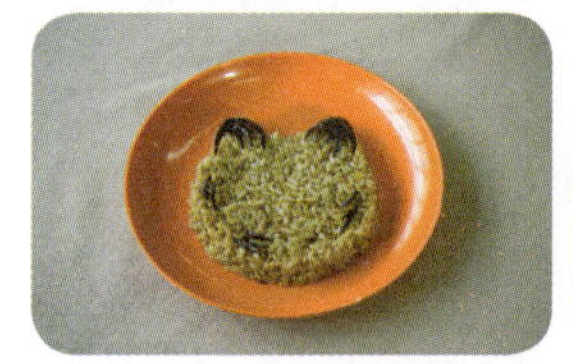
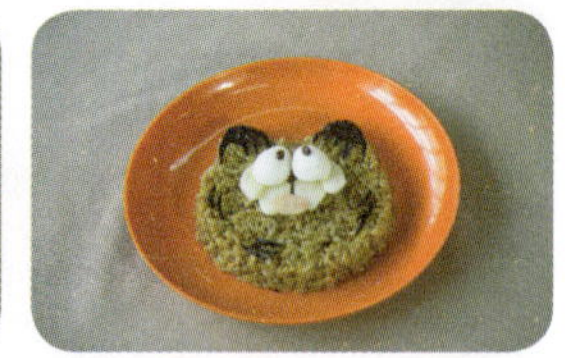

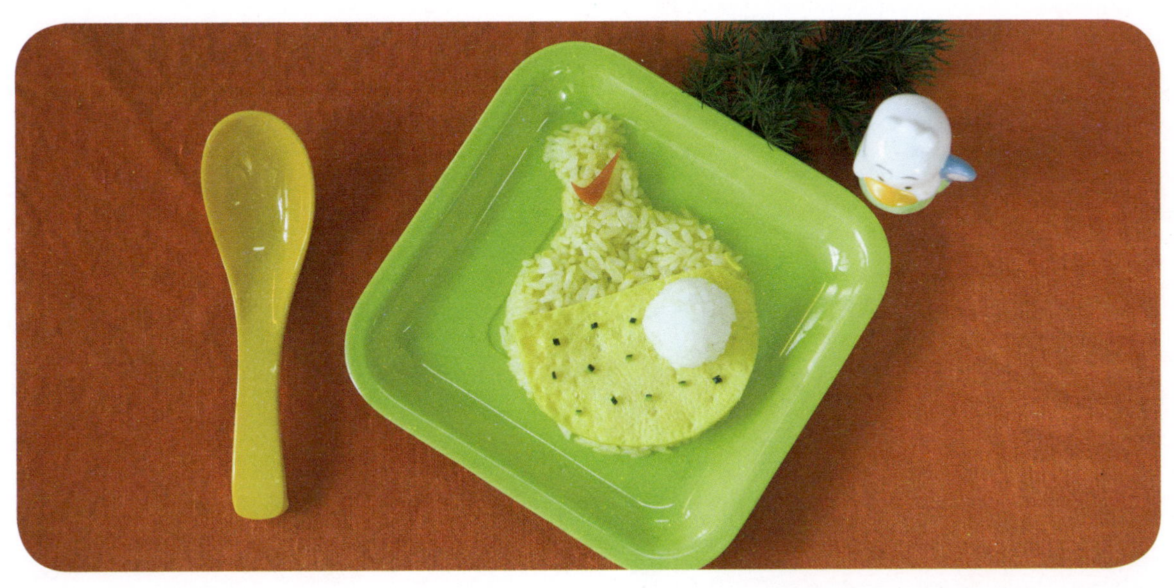

乒乓球炒饭

■ **材　料**

米饭……1人份
鸡蛋……2个
胡萝卜片、花椰菜……各适量

■ **调　料**

植物油……适量
盐……1克

■ **做　法**

1 在米饭中加入1个鸡蛋，做成鸡蛋炒米饭。
2 另取1个鸡蛋打匀，摊成鸡蛋饼备用。
3 把炒好的米饭摆成乒乓球拍的形状；将鸡蛋饼裁剪成大小合适的半圆形，铺在米饭上。
4 另取白米饭揉成乒乓球。最后用胡萝卜片和花椰菜进行装饰即可。

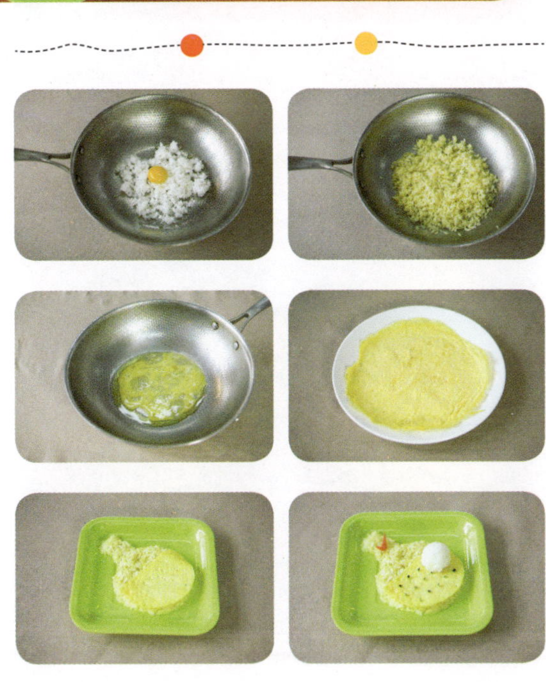

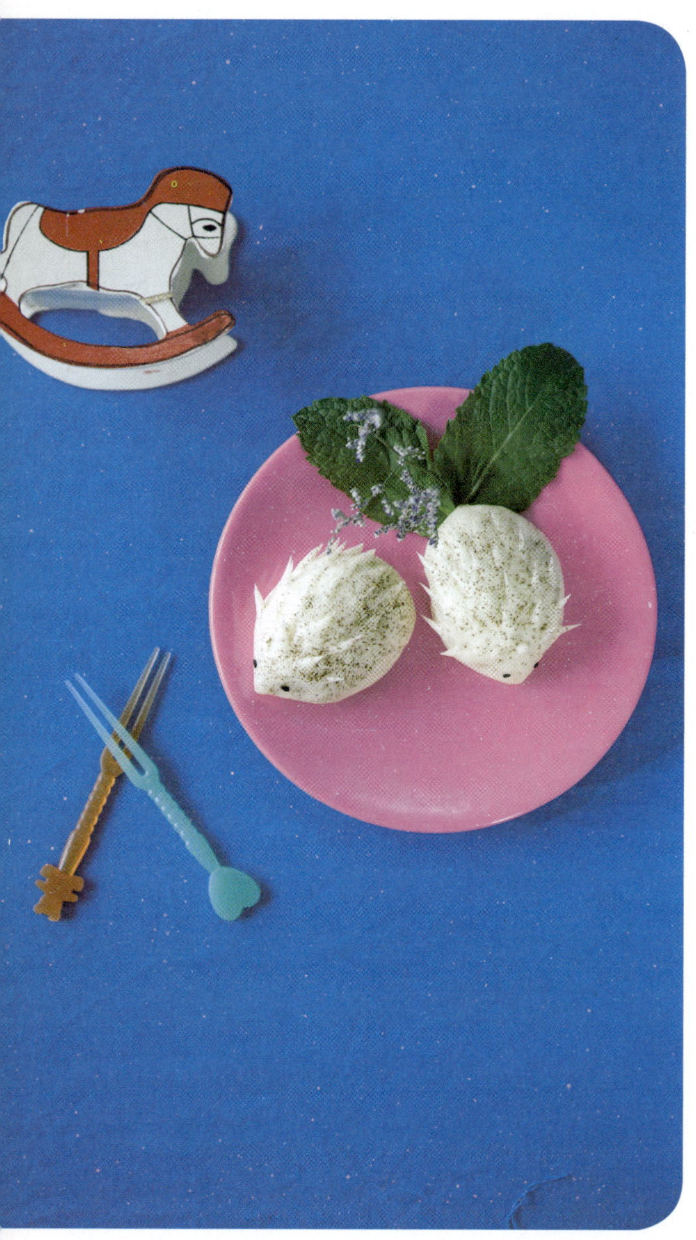

草丛中的小刺猬

材料

面粉……200克
豆沙……50克
牛奶……200毫升
黑芝麻、酵母、巧克力粉…… 各适量

调料

植物油……适量
白糖……10克
盐……1克

做法

1. 温牛奶加白糖，化开酵母，静置5～8分钟；盐、面粉混合均匀，倒入化开酵母的温牛奶，将面粉揉成面团，静置发酵。
2. 将面团分成若干小份，揉圆擀片，包入豆沙，再轻轻揉成小圆锥形，作为刺猬的身体。
3. 在刺猬的身体上，用小剪刀斜着剪出刺猬的刺，用黑芝麻贴到刺猬的小脑袋上做眼睛。
4. 再次发酵10分钟，冷水上锅蒸20分钟。最后在刺猬身上均匀地撒上一层巧克力粉即可。

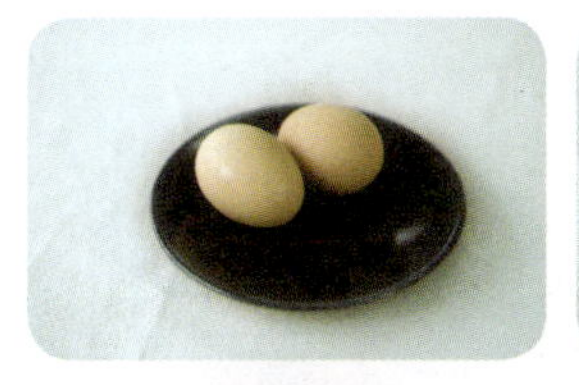
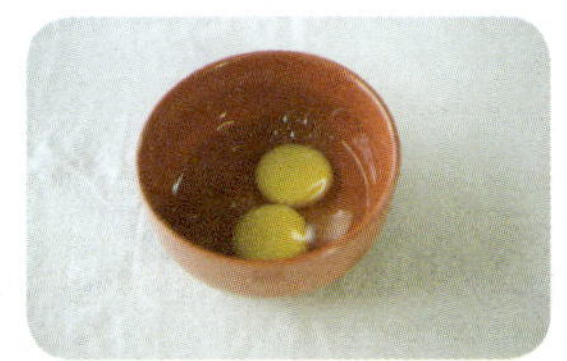
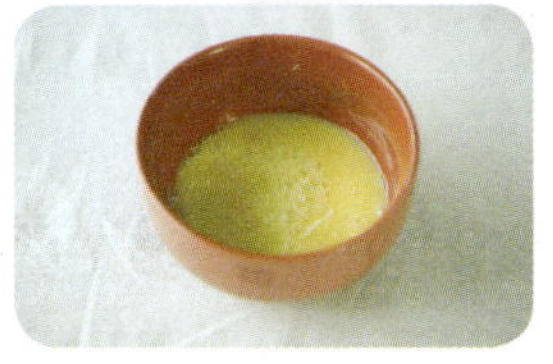
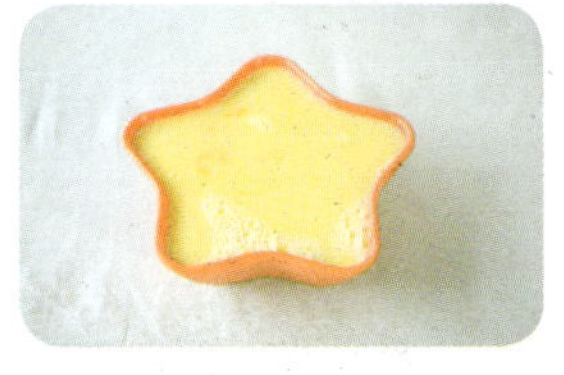

海边的小星星

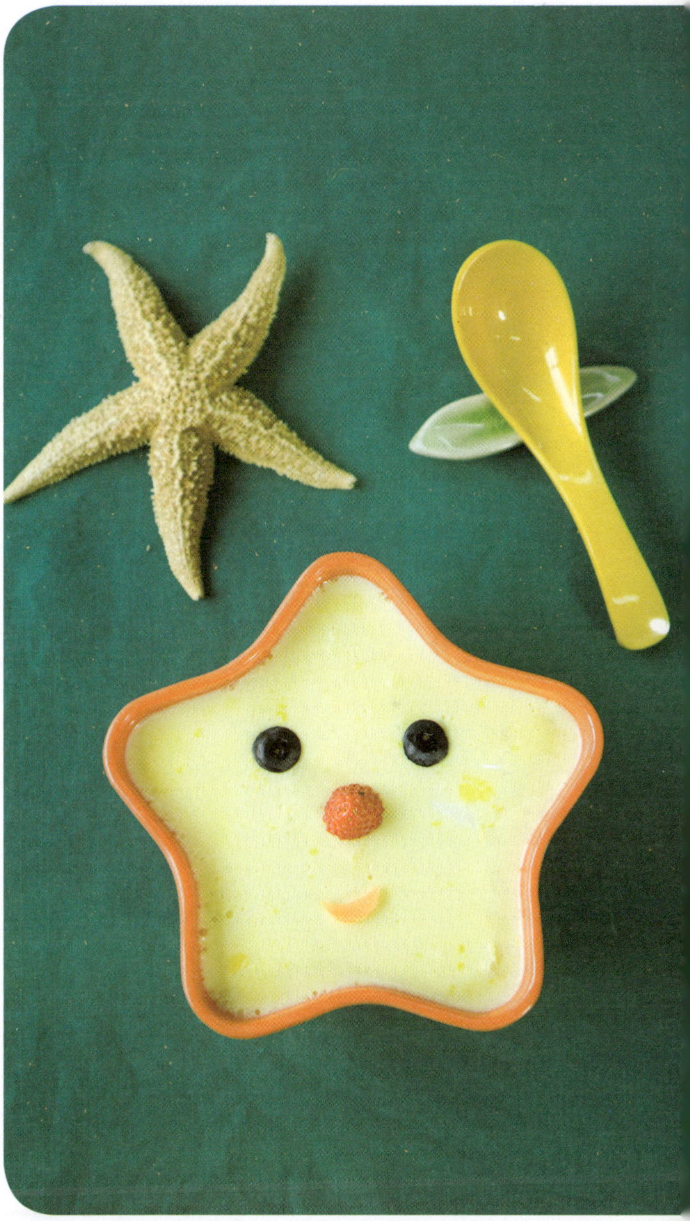

■材　料

鸡蛋……………………2个
蓝莓……………………2个
草莓……………………1个
胡萝卜………………适量

■调　料

盐………………………1克

■做　法

1 鸡蛋磕入碗中，准备和鸡蛋液等量的温开水，在鸡蛋液中加少许盐，兑入温开水，打散后，用滤网过滤一遍，滤去浮沫。蒙上保鲜膜，用牙签在保鲜膜上戳几个小洞，放入蒸锅中，蒸7～8分钟。

2 用蓝莓、草莓、胡萝卜进行装饰造型即可。

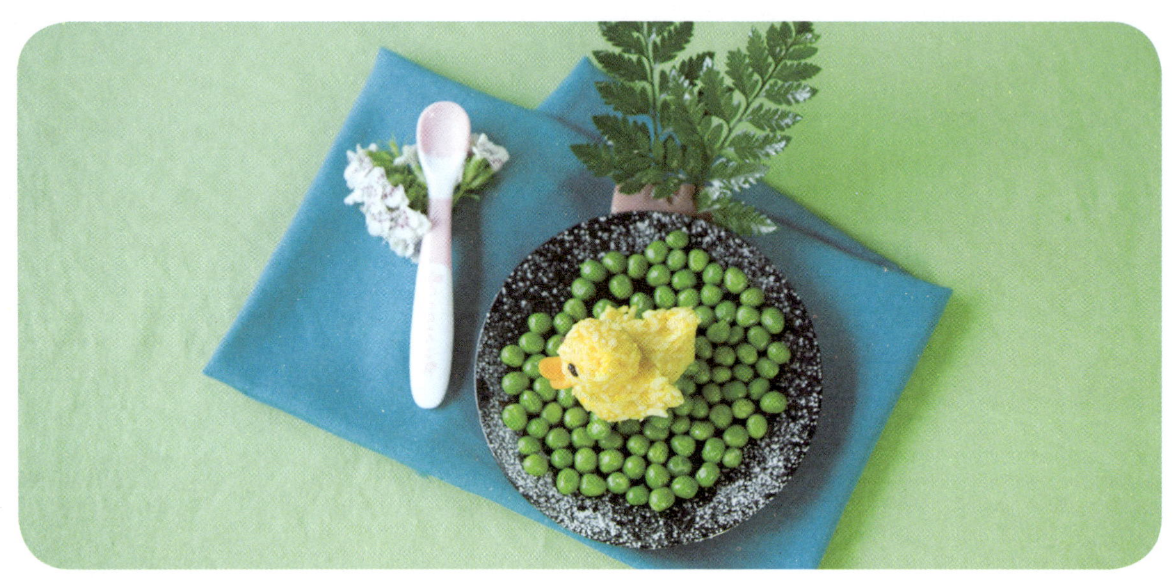

大黄鸭来啦

■ 材　料

南瓜 ······························200克
米饭 ······························1人份
绿豆、黑豆、胡萝卜 ··········· 各适量

■ 调　料

香油 ······························适量

■ 做　法

1 南瓜蒸熟后，取南瓜肉搅打成南瓜泥备用。

2 将温热的南瓜泥、米饭和适量香油混合均匀，揉成小鸭子的形状。

3 绿豆用开水焯一下，捞出，平铺在盘子上。将南瓜米饭小鸭子放在绿豆上，并用黑豆做成眼睛，胡萝卜做成嘴巴即可。

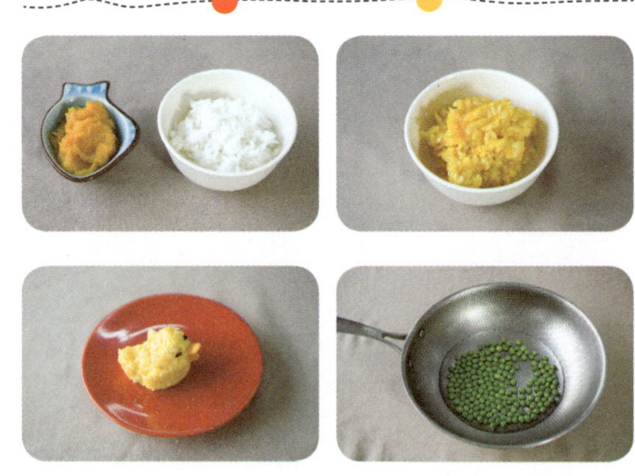

小猪豆沙包

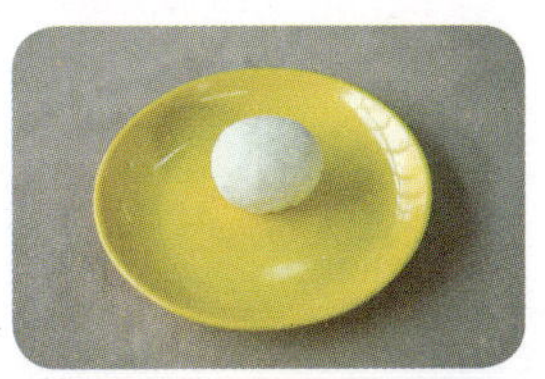

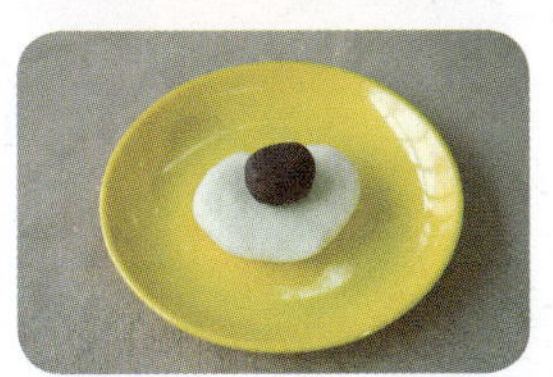

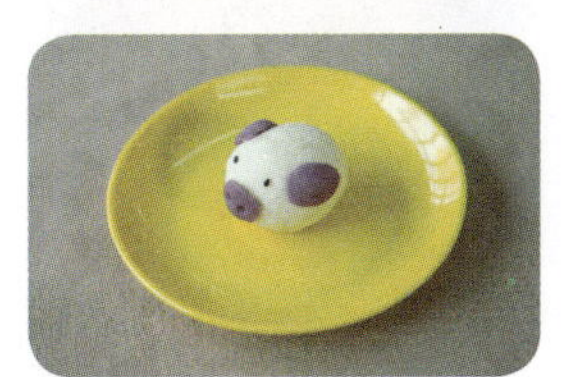

■ **材　料**

豆沙……50克
面粉……100克
牛奶……200毫升
紫薯泥……20克
黑芝麻、胡萝卜……各适量

■ **调　料**

白糖、发酵粉……各5克

■ **做　法**

1 将面粉、发酵粉、白糖、牛奶混合，揉成面团，待面团发酵好后，分成小份。把豆沙包入面团中，轻轻揉成圆形。

2 将紫薯泥捏成需要的形状，粘在面球上，上锅冷水蒸20分钟，再用黑芝麻、胡萝卜进行最后的装饰即可。

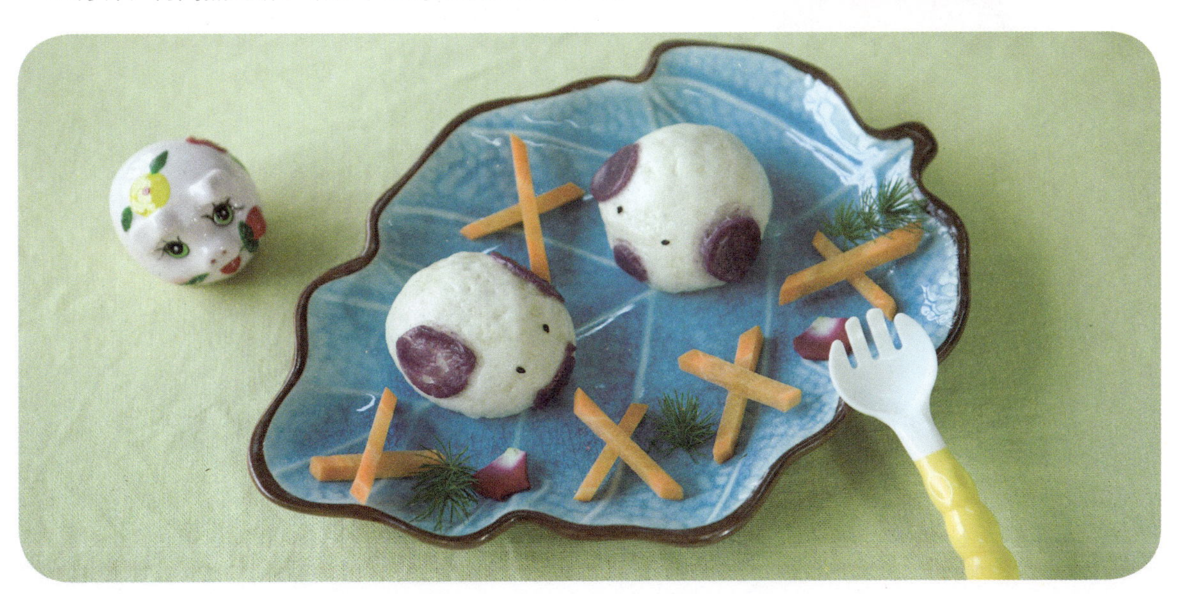

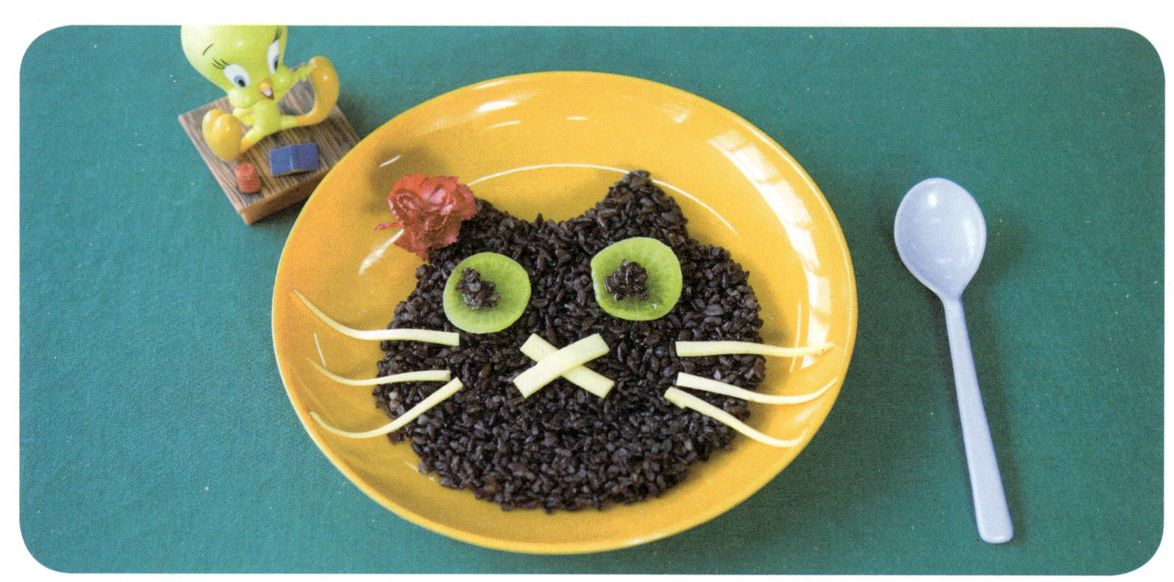

夏威夷小黑猫

■材　料

黑米 ……………………………………150克
奶酪 ……………………………………1片
甜萝卜片 ………………………………2片

■调　料

盐 ………………………………………1克
橄榄油、香油 ………………………各适量

■做　法

1 黑米洗净，加入少许橄榄油、香油和盐，蒸熟。
2 将黑米摆放成猫脸的造型，用甜萝卜片做成眼睛。
3 将奶酪剪成需要的形状，装点在黑猫的脸上即可。

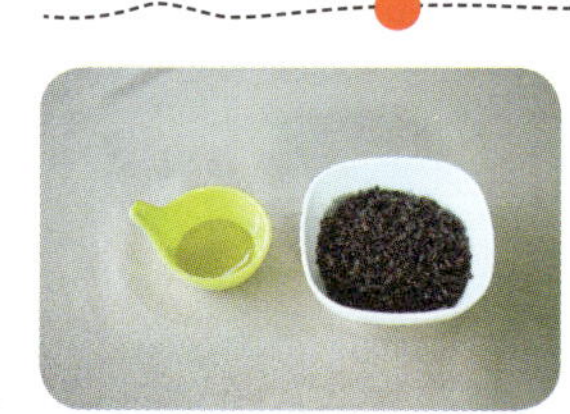
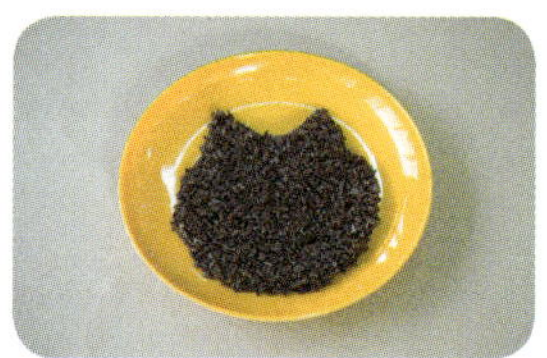
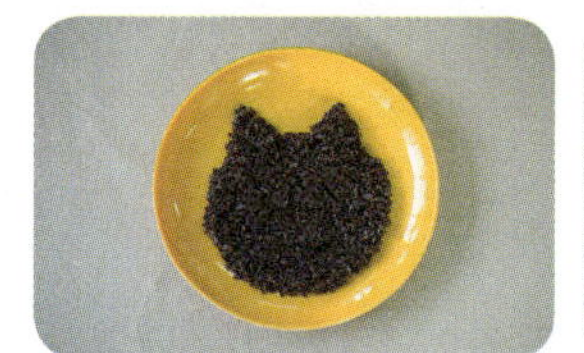
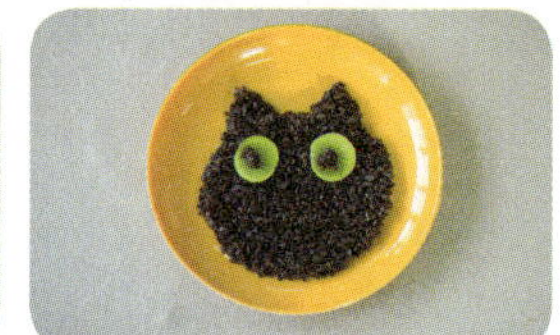
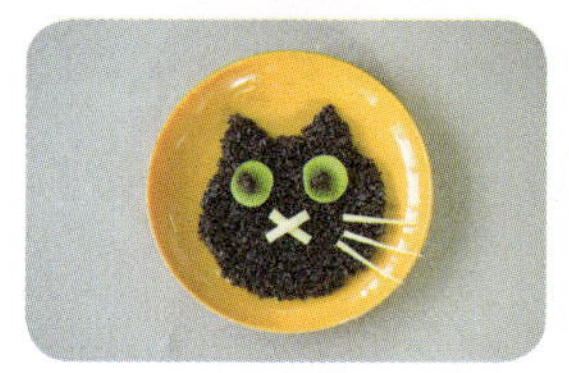
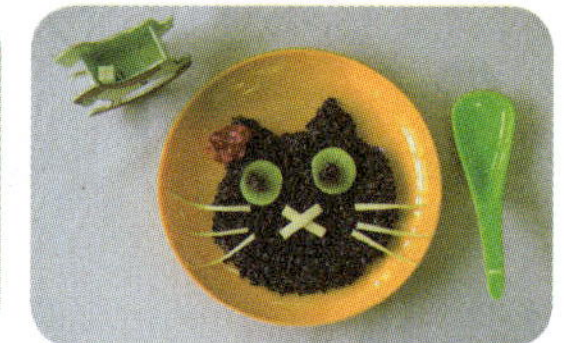

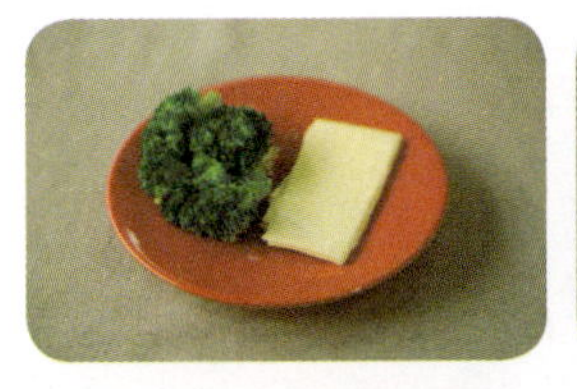
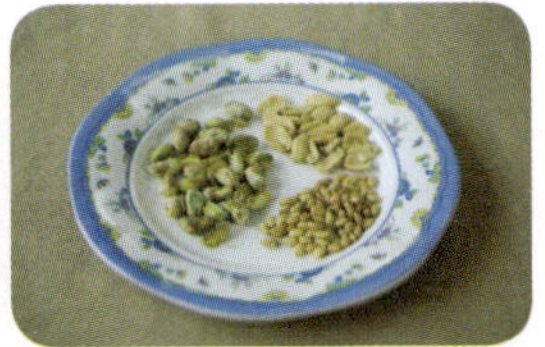
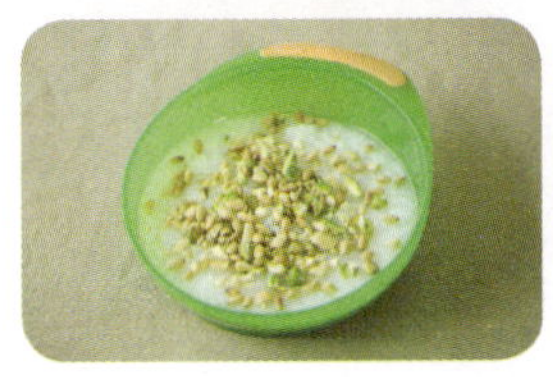
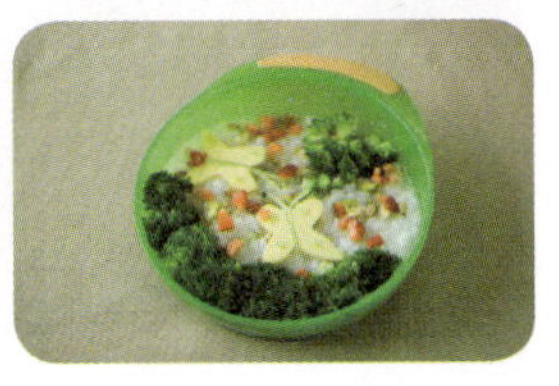

蝴蝶翩翩飞

■材　料

花椰菜……………………………50克
奶酪…………………………………5克
大米………………………………20克
黄瓜条、苹果碎、开心果碎、花生碎、
松子碎…………………………各适量

■调　料

盐……………………………………1克
香油……………………………适量

■做　法

1 大米洗净，煮成大米粥，加香油、鸡精、盐调味。
2 将花椰菜焯烫熟后捞出，备用；米粥上均匀撒上苹果碎、开心果碎、花生碎、松子碎。
3 用奶酪和黄瓜条做成蝴蝶，最后再装点适量花椰菜即可。

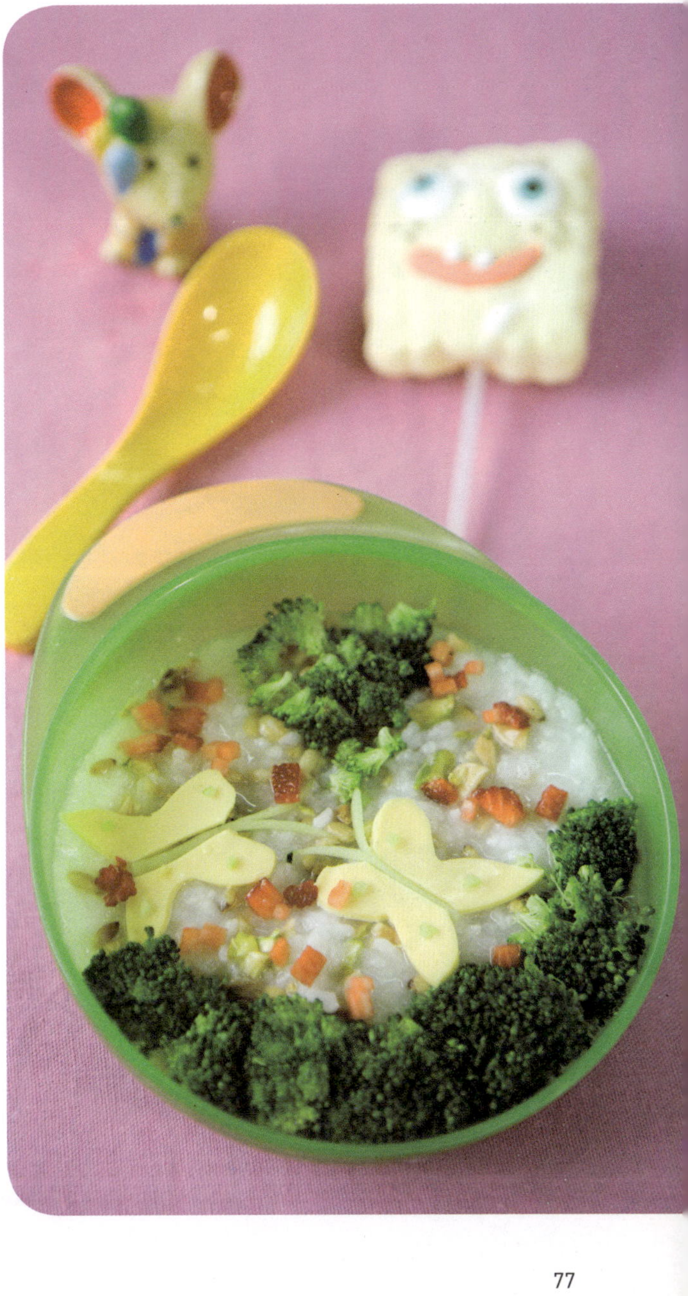

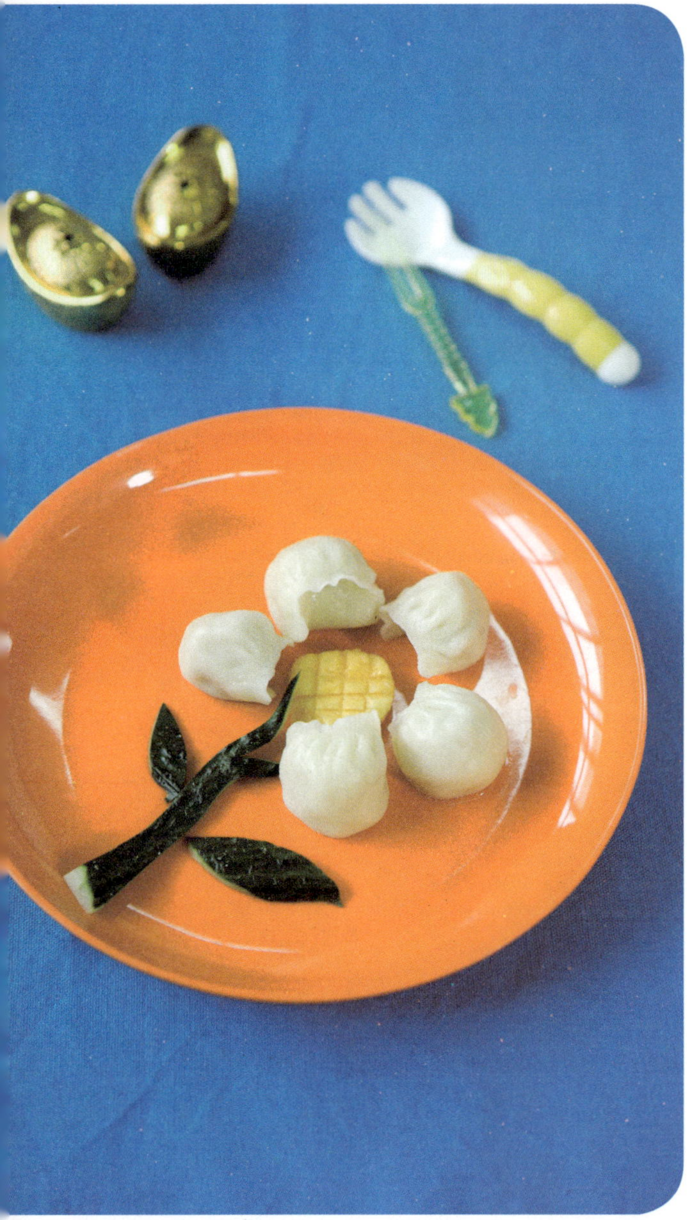

太阳花水饺

■材　料

鸡腿菇……50克
饺子皮……适量
牛肉……120克
芒果肉、黄瓜……各适量

■调　料

植物油、香油……各适量
盐……1克
葱花、生抽、姜末……各3克

■做　法

1 牛肉洗净，剁碎，用植物油、盐、香油、葱花、生抽、姜末腌制片刻。鸡腿菇洗净、切成碎末，与腌好的牛肉混合制成饺子馅，用饺子皮包成饺子。

2 饺子煮熟。将芒果肉片用刀轻轻划出纹理；黄瓜切成想要的造型，摆盘做成花朵即可。

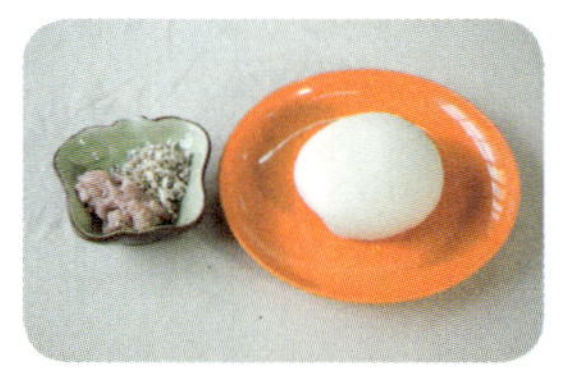
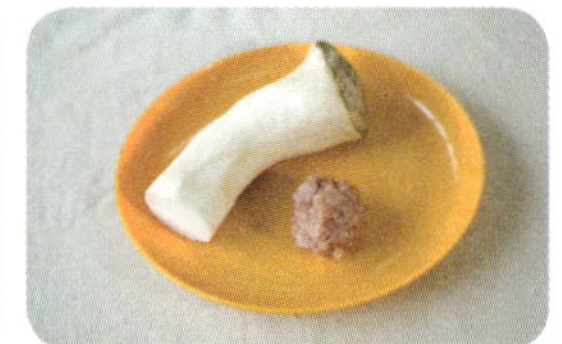
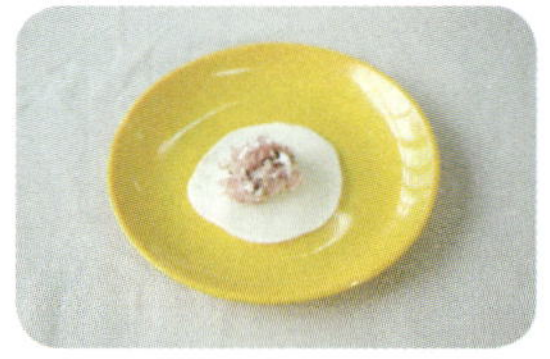
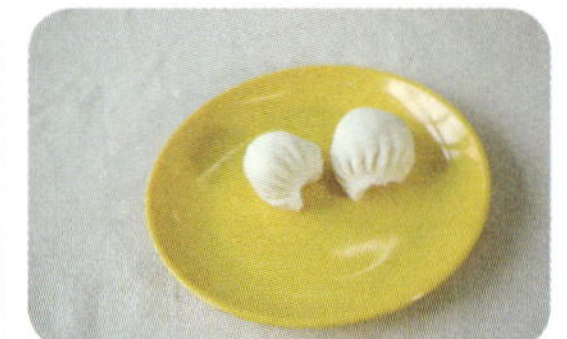

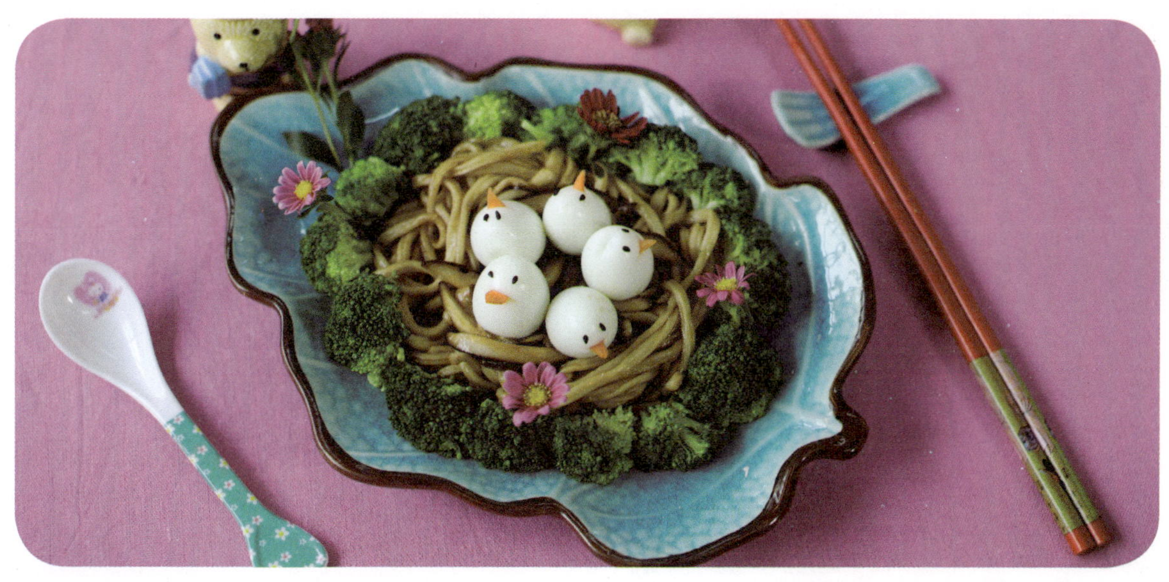

温馨的小鸟巢

■ 材　料

香菇、花椰菜、黑芝麻、胡萝卜……………各适量
鹌鹑蛋……………………………………………5个
面条……………………………………………1人份

■ 调　料

植物油、香油……………………………………各适量
蚝油……………………………………………1勺
盐……………………………………………1克

■ 做　法

1 香菇切成丝，花椰菜撕碎、焯熟，鹌鹑蛋煮熟、剥皮。面条煮熟备用。

2 将煮熟的面条放入油锅中炒，加入蚝油、盐、香油、鸡精、香菇丝，翻炒均匀。

3 用黑芝麻、胡萝卜把鹌鹑蛋做成小鸡的样子，放在面条上。最后用花椰菜摆盘即可。

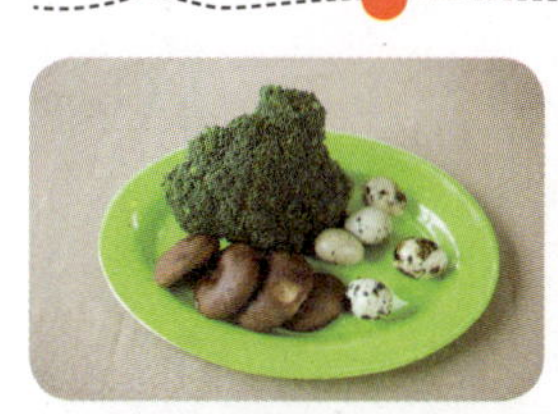
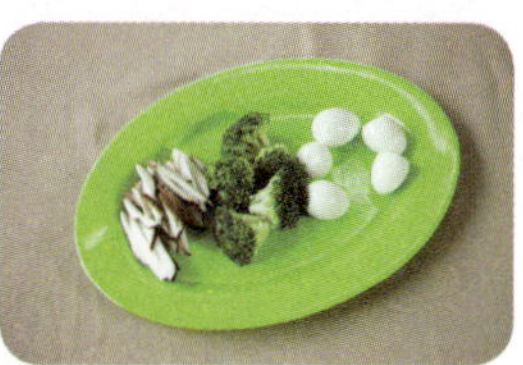
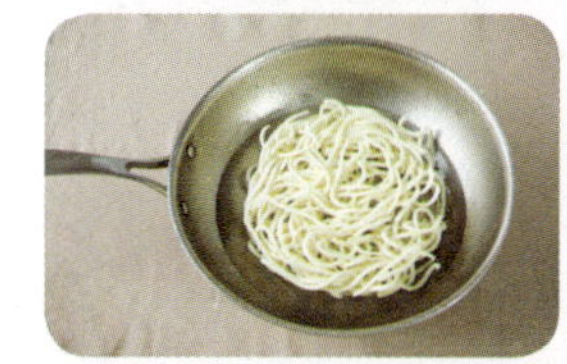
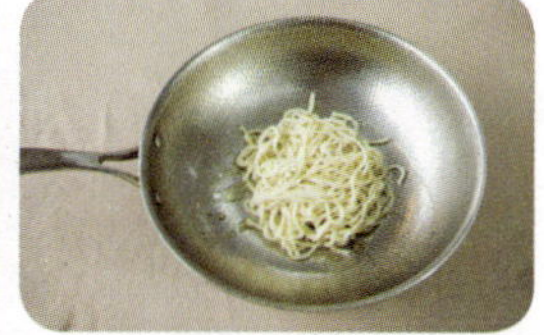
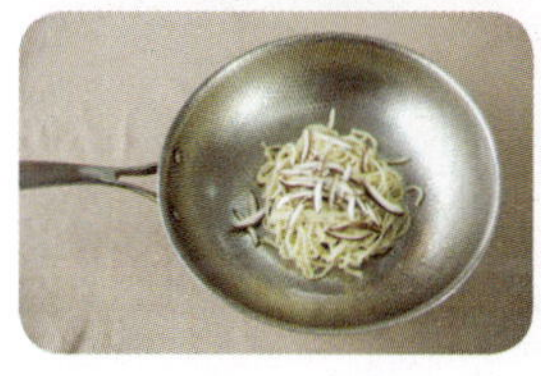
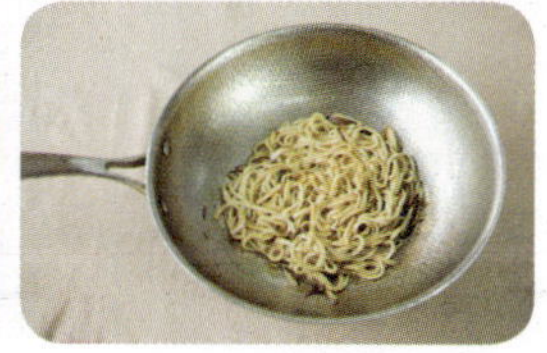

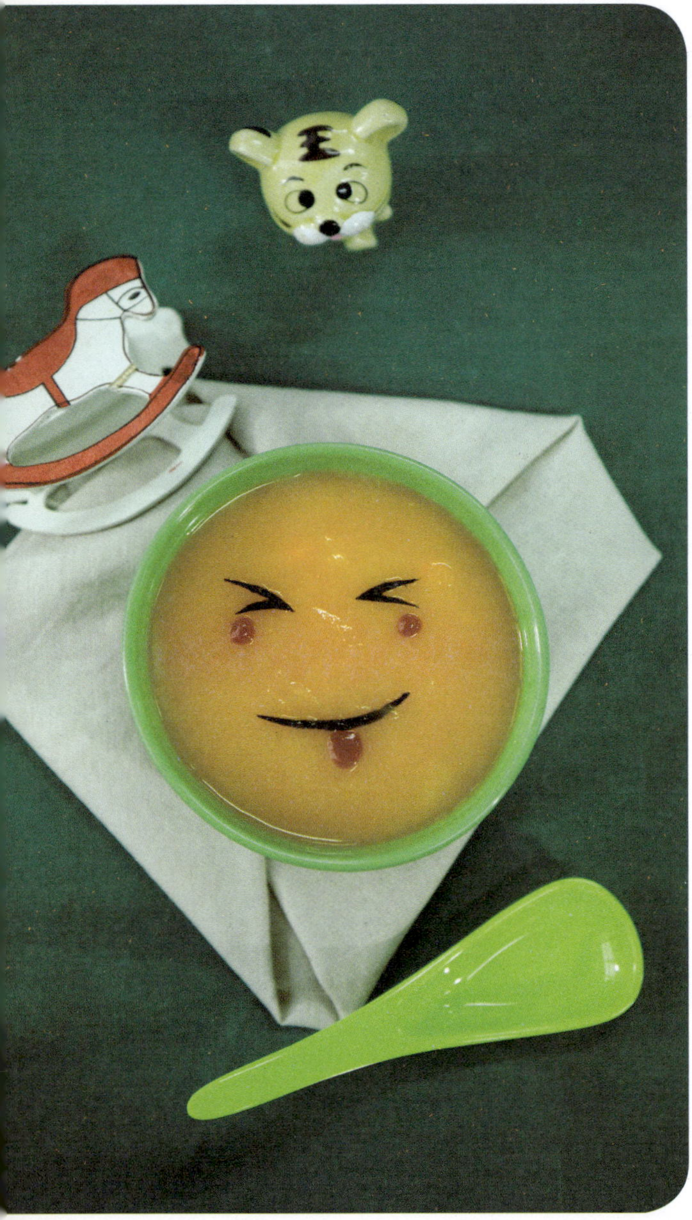

南瓜的微笑

■材　料

小南瓜……………………………100克
大米 ……………………………………70克

■配　料

冰块、海苔、火腿…………… 各适量

■做　法

1 大米洗净，加5倍的水，大火烧开后，转小火熬半个小时。

2 小南瓜去籽、去皮，切成小丁，放入大米粥中煮10分钟，使南瓜丁变软。

3 大米南瓜粥晾凉后，加入冰块，放入搅拌机搅拌均匀。最后将海苔和火腿剪成需要的形状，装点在粥上即可。

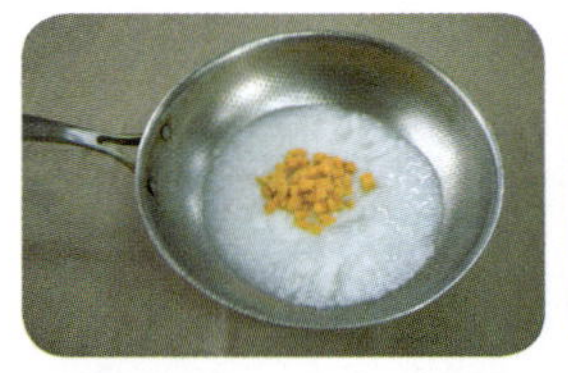
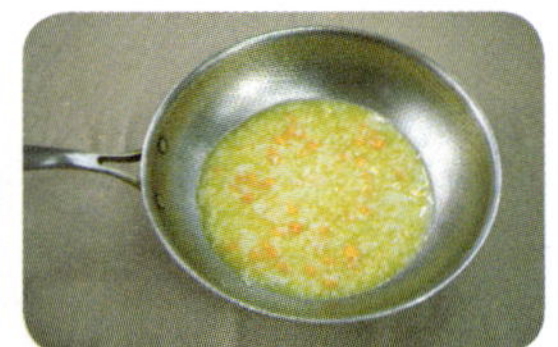
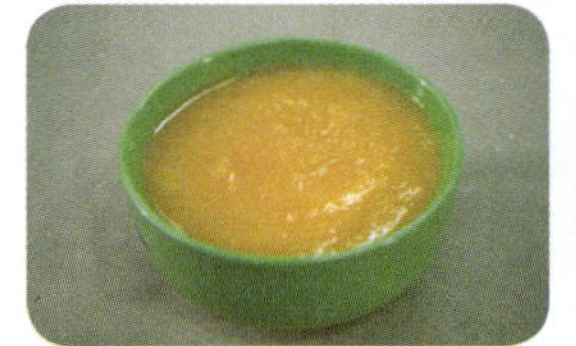
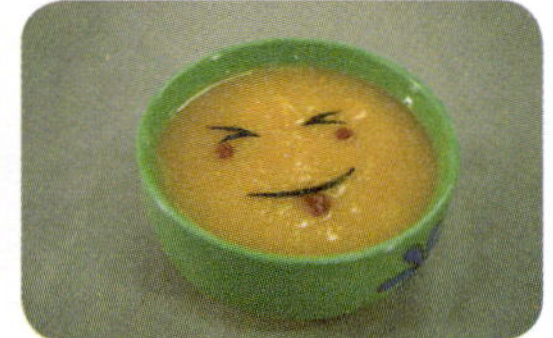

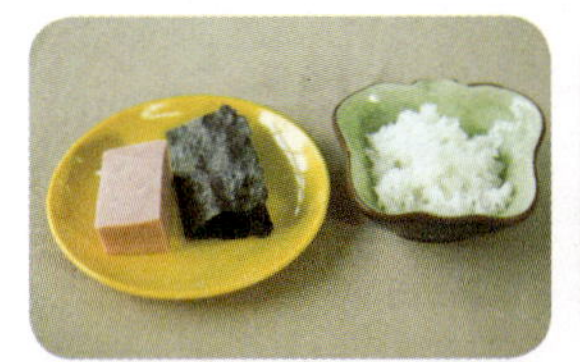
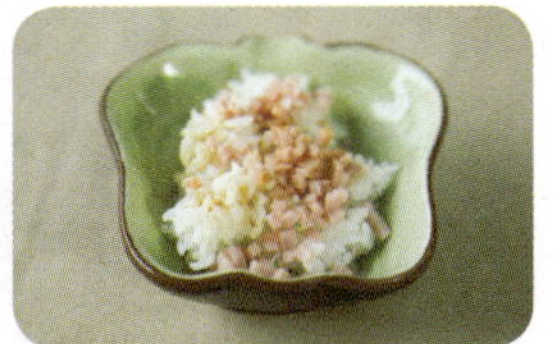
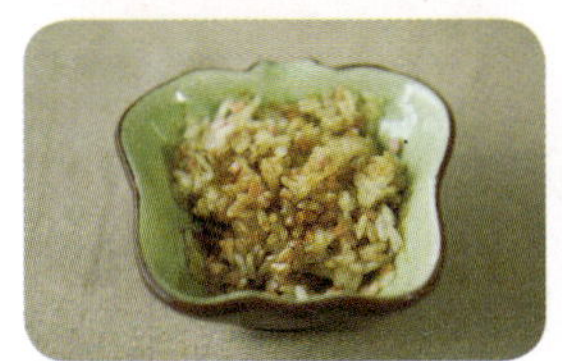
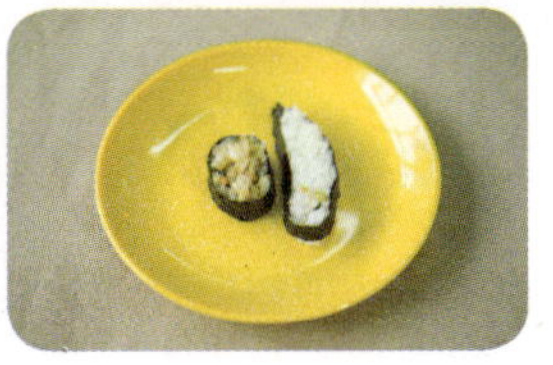

小蜗牛寿司卷

材　料

紫菜……………………………………适量
米饭……………………………………1人份
火腿……………………………………30克
花椰菜、胡萝卜……………………各适量

调　料

海鲜酱油………………………………1勺
盐………………………………………1克

做　法

1. 将蒸熟的米饭分成两份，一份加入海鲜酱油、盐、火腿、胡萝卜翻炒均匀。
2. 将炒过的米饭做成圆形，用紫菜包好。白米饭做成长条，用紫菜包好。
3. 将两种米饭团摆成需要的形状，最后装点花椰菜即可。

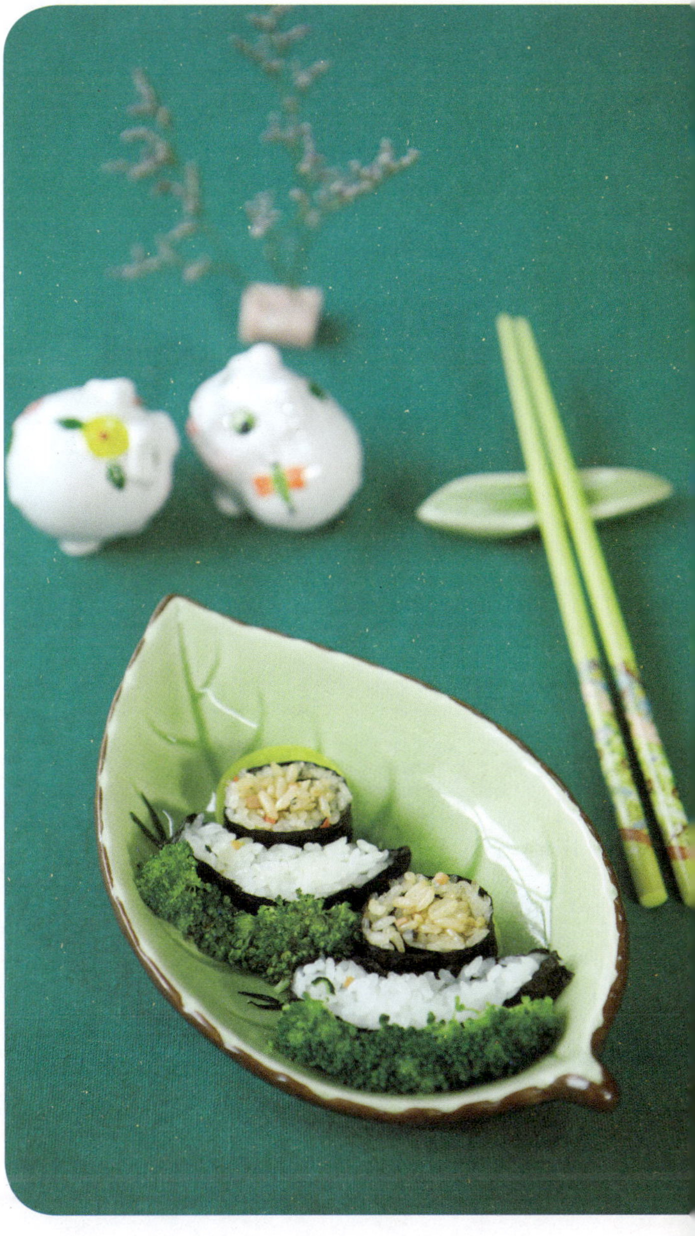

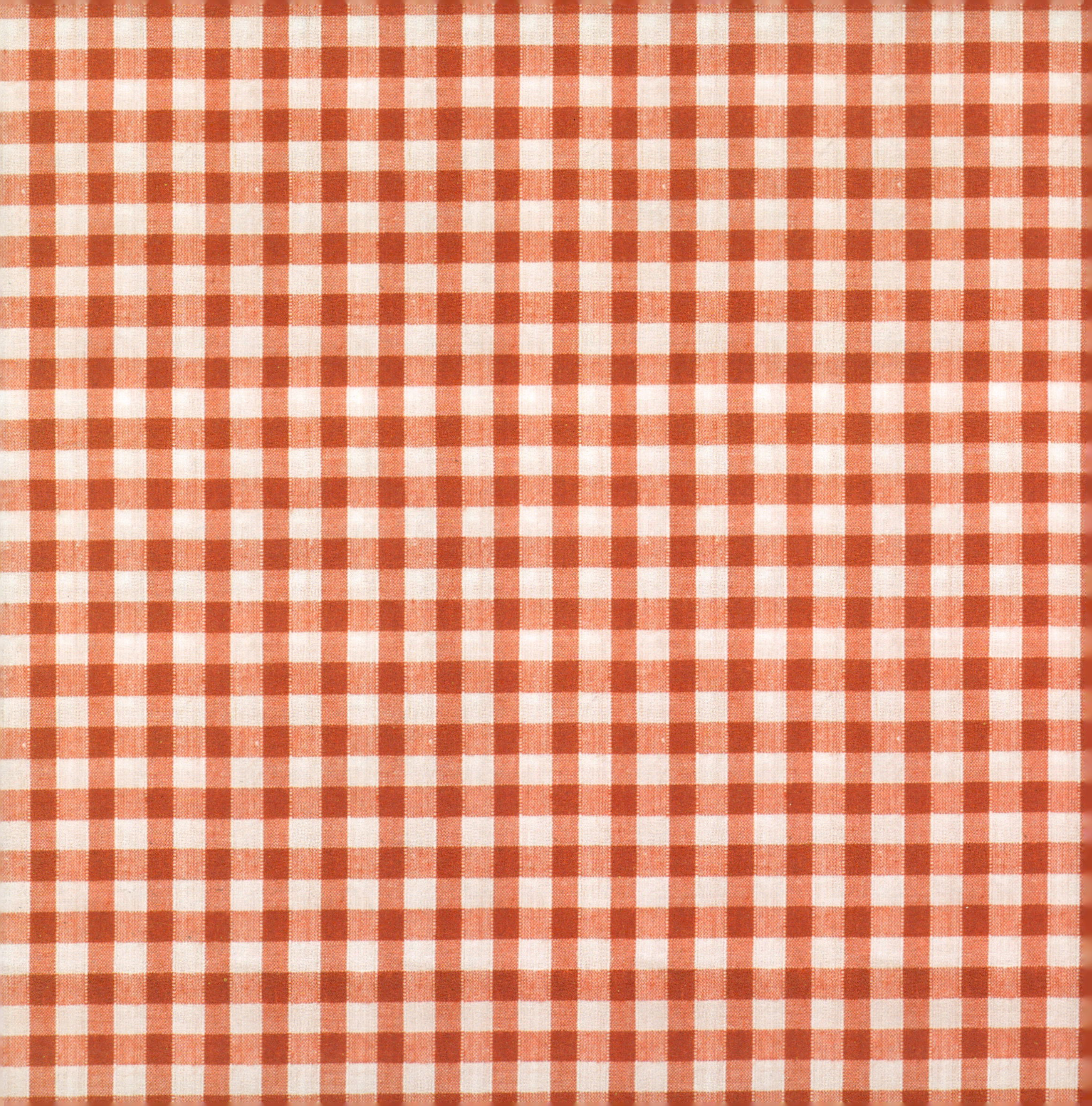

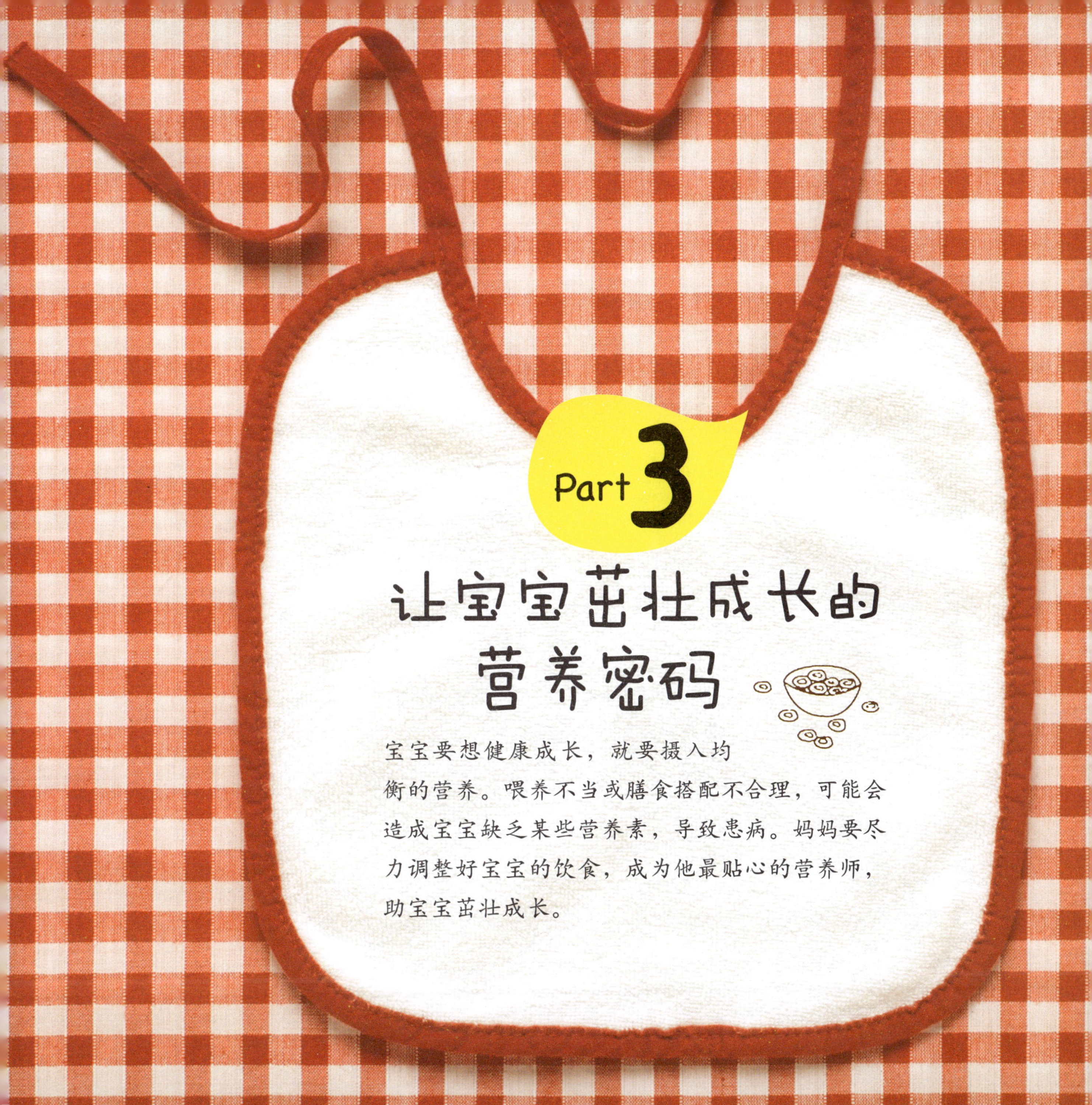

Part 3

让宝宝茁壮成长的营养密码

宝宝要想健康成长，就要摄入均衡的营养。喂养不当或膳食搭配不合理，可能会造成宝宝缺乏某些营养素，导致患病。妈妈要尽力调整好宝宝的饮食，成为他最贴心的营养师，助宝宝茁壮成长。

宝贝营养够不够，居家判断有妙招

人们通常把是否消瘦、发育迟缓乃至是否患有贫血、缺钙等营养缺乏性疾病作为判断宝宝是否营养不良的标准。这一方法虽然可靠，但病情发展到这一步，宝宝的健康已经遭受到一定程度的损害，此时再采取措施已经有点晚了。其实宝宝营养状况滑坡，往往在生病之前就已有种种信号出现了。父母若能及时发现这些信号，并采取相应措施，就可将营养不良遏止在萌芽状态。

那么，如何判断宝宝是否营养不良呢？爸爸妈妈可以通过下面的妙招来进行判断。

体格发育状况

宝宝的体格发育存在着个体差异，但也具有一定规律性。父母应该了解检查宝宝体格发育情况的基本方法和参考数据，从而判断宝宝的营养状况。

（1）体重测量

体重是判断宝宝体格发育是否正常的一项重要指标，从中可以判断出宝宝的营养状况。正常宝宝出生时平均体重为3.1～3.3千克。出生后第1周内由于哺乳量不足、水分丧失及排出胎粪等原因，体重会暂时性下降3%～9%，这属于生理性体重下降，随后会迅速恢复和增长。一般来说，宝宝年龄越小，体重增长越快。

在宝宝的成长过程中，爸爸妈妈可按下列公式粗略计算宝宝的标准体重。

1~6个月：体重（千克）＝出生体重（千克）＋月龄×0.6（千克）；7～12个月：体重（千克）＝出生体重（千克）＋月龄×0.5（千克）；1～2岁：体重（千克）=年龄×2（千克）+7（千克）；2～12岁：体重（千克）＝年龄×2（千克）＋8（千克）。如4岁宝宝的标准体重是4×2＋8＝16（千克）。

用以上公式计算的体重仅为一般平均数，同年龄小儿体重可有很大差别，因此，此公式仅作参考。

爸爸妈妈测量宝宝体重，应在宝宝空腹时，并脱去衣裤鞋袜，这样测量的数值才准确。

正常同年龄、同性别宝宝的体重存在个体差异，一般波动在10%左右。判断某一宝宝的生长状况，需要爸爸妈妈连续定期监测，才能得到最准确的数据。

（2）身高测量

身高是指从宝宝头顶到足底的长度，它反映了宝宝骨骼的发育情况。宝宝身高的增长规律是年龄越小增长越快，正常宝宝出生时平均身长为50厘米。出生后6个月以内，每月平均长2.5厘米左右；6～12个月，每月平均长1.2厘米左右；1～12周岁平均身高可按以下公式计算：身高（厘米）=年龄×5＋80（厘米），如4岁宝宝的身高（厘米）：4×5＋80=100（厘米）；青春期身高增长速度加快，12岁以后就不能再按此公式进行推算了。

父母在给宝宝测量身高时，3岁以下的宝宝一般采取卧位测量，3岁以上的宝宝采取站位测量。

（3）头围测量

经宝宝眉弓上方、枕后结节绕头一周的长度为头围。头围与大脑的发育密切相关，3岁以下的宝宝要定期测量头围，这有助于帮助爸爸妈妈了解宝宝大脑的发育情况，并对诊断智力低下有一定的参考价值。

正常新生儿出生时头围约为34厘米，前半年增长较快，10岁左右停止增长。测量头围应用软尺，宝宝采取立位或坐位，爸爸妈妈将软尺0点固定于宝宝头部一侧眉前上缘，紧贴头皮绕枕骨结节最高点及另一侧眉弓上缘回至0点，读数记录至小数点后1位数。

（4）胸围测量

沿宝宝乳头下缘水平绕胸一周的长度为胸围，主要体现了宝宝胸廓骨骼、肌肉、软组织和肺的发育程度。新生儿的胸围比头围小1～2厘米，12～18个月时两者约相等，以后胸围大于头围；营养较差、佝偻病、锻炼不够的宝宝胸围超过头围的时间可推迟到1岁半以后。1岁至青春期前胸围超过头围的厘米数约等于宝宝的岁数减1。

在测量胸围时，3岁以下宝宝取卧位，3岁以上宝宝取立位，爸爸妈妈一手将软尺0点固定在宝宝一侧乳头下缘（乳腺已发育的女孩，固定于胸骨中线第4肋间），另一手将软尺紧贴皮肤，经两侧肩胛下缘回至0点，取平静呼吸时的中间读数，或呼吸时的平均数，记录至小数点后1位数。

头发皮肤状况

宝宝头发皮肤的生长状况最能体现宝宝的健康状况，可以直接反映出宝宝的营养是否充足。健康的宝宝头发浓密富有光泽，头发的生长速度也较快，发质柔软润泽，既不油腻也不干枯，颜色呈现正常的黑色或黑褐色。如果宝宝突然出现大量掉发、断发、头发干枯暗黄、生长缓慢、过于油腻等问题，极有可能是饮食营养上出了问题，例如缺少一些矿物质或微量元素，或者是营养不良引起发质改变。另外，2岁以内宝宝头发生长速度本来就较慢，父母不必过于担心。

从宝宝的皮肤也能看出营养状况。健康宝宝的皮肤应该柔软富有弹性，光滑细嫩而不粗糙，皮肤表面色泽柔和粉红，没有暗疮、红斑、色泽不均等问题。尤其是宝宝的面部皮肤毛孔细腻，清洁润泽，面孔肌肉紧实。如果出现面黄肌瘦的状况，很大程度上说明宝宝营养不良；如果面部皮肤出现油腻、潮红、毛孔粗大等，很有可能是宝宝营养过剩。

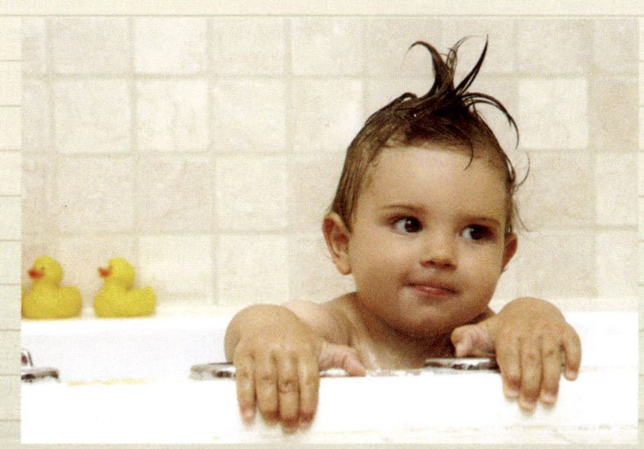

微量元素和矿物质——含量虽小作用大，宝宝发育更全面

随着生活水平的提高，现在的宝宝还会发生营养不良吗？回答是肯定的。究其原因，主要是宝宝营养不全面，缺乏微量元素和矿物质造成的。

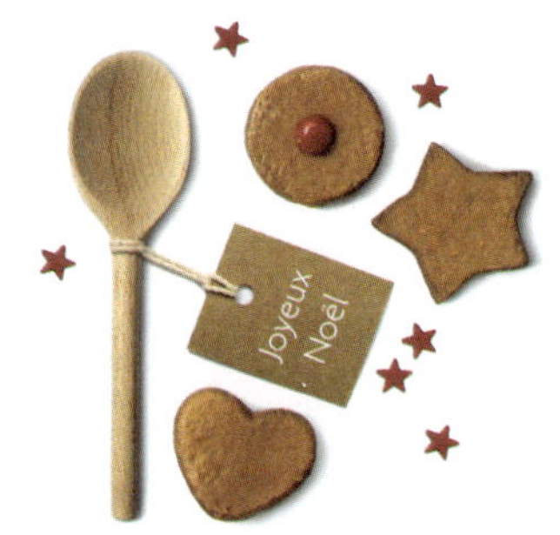

微量元素与矿物质的自我介绍

微量元素是指人体生长必需的一些元素，通常占人体总质量的0.01%以下，如铁、锌、铜、碘、硒、锰、硅等。这些元素在体内非常微量，却与人体的健康密切相关。微量元素的摄入过量或摄入不足，都会引起人体生理异常甚至导致疾病。对于年幼的宝宝而言，微量元素更是身体成长发育的必备物质，缺乏微量元素或者微量元素不平衡，都会直接影响宝宝的身体健康和大脑发育。3岁以内的宝宝在生长发育过程中，最需要补充的微量元素有铁、锌、碘、铜、硒等。

矿物质也称无机盐，是构成人体组织和维持正常生理功能必需的元素。人体中的钙、镁、钾、钠、磷等元素含量较多，分布在体内各个组织器官中。钙、磷、镁是构成人体骨骼和牙齿的重要成分，缺乏这些元素会导致骨骼和牙齿不坚固；钾、钠、镁是碱性无机盐，可以维护人体酸碱度平衡；钾、钠、钙、镁又是维持神经肌肉兴奋和细胞膜通透性的必要元素。人体若缺乏这些矿物质，会引发多种病症。各种矿物质在人体中的新陈代谢比较快，每天矿物质都会随粪便、尿液、汗水、脱落的头发等排出体外。因此，每天必须通过饮食进行补充。尤其是年幼的宝宝，新陈代谢比成人更活跃，更应该注意及时补充矿物质。

各年龄段宝宝每天所需微量元素和矿物质定量表

微量元素和矿物质	4～6个月	7～9个月	10～12个月
钙	300毫克	400毫克	500毫克
磷	150毫克	300毫克	400毫克
钾	500毫克	700毫克	800毫克
钠	200毫克	500毫克	550毫克
镁	30毫克	70毫克	80毫克
铁	0.3毫克	10毫克	11毫克
碘	50微克	50微克	50微克
锌	1.5毫克	8毫克	8微克
硒	15微克	20微克	20微克

你的宝宝缺乏微量元素和矿物质吗

如何发现你的宝宝是否缺乏微量元素和矿物质呢？最稳妥的方法是通过医学检测。目前检测宝宝身体是否缺乏微量元素和矿物质，主要有两种较为科学、安全的方法：采集血样测定和头发微量元素检测。

采集血样测定

从宝宝手指尖上取微量血样，然后进行化验，可以测试出宝宝身体是否缺乏钙、铁、锌、铜、镁等几种元素。一般来说，宝宝5个月就可以进行采集血样测定。血样测定也有缺点，会在无形中增加宝宝对医院的惧怕心理。

头发微量元素检测

在距宝宝头皮0.5～3厘米的地方，用不锈钢剪刀剪下头发作为样品，可以用来检测宝宝身体的微量元素，用宝宝的头发来检测微量元素，可以反映出一段时期内宝宝的营养状况。头发容易采集和保存，受宝宝检测当天的饮食和健康影响不大，对宝宝而言没有疼痛也没有损伤，这些都是该方法的优点。通过测定宝宝头发中微量元素的含量，可以及时调整宝宝的辅食和营养结构，补充缺少的微量元素和矿物质。

头发微量元素检测也存在缺点，如城市环境受到污染较为严重，当污染物附着在宝宝头发上时，就会影响检测结果。另外，宝宝的头发表面往往有油脂和灰尘，给宝宝使用的洗发剂，以及不同的洗发方法和步骤，都会直接影响微量元素的检测结果。

通过科学仪器方法检测宝宝是否缺乏微量元素和矿物质，虽然检测结果较为稳妥客观，但只靠医疗检测来断定宝宝是否缺营养毕竟是滞后的，父母平时还是要多观察宝宝的活动和表现，一旦出现某些异常症状，就要及时补充相应的营养元素，不能等到检测结果出来之后才忙着补充。

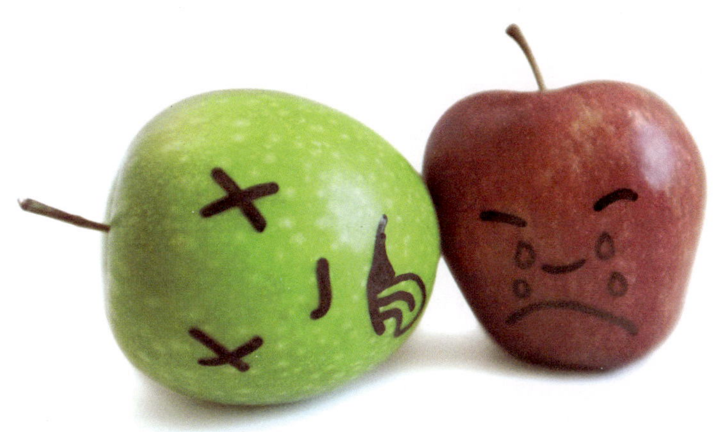

主要矿物质缺乏的表现及补充方法

宝宝在生长发育的过程中，对钙、钾、镁等矿物质需求较高，所以这几种营养元素比较容易缺乏。父母应及时关注宝宝缺乏矿物质的具体表现，并及时给予补充。

宝宝缺钙

钙是人体中含量最丰富的矿物质，钙除了能帮助建造并强化骨骼及牙齿外，还在身体细胞的正常运转中扮演着极重要的角色。钙能帮助肌肉收缩、血液凝结并维护细胞膜；钙能维持心脏和肌肉的正常功能；钙能调节心跳节律，降低毛细血管的通透性，防止渗出，控制炎症与水肿，维持酸碱平衡；钙也是多种酶的激活剂，能调节人体的激素水平。

宝宝需要多少钙

宝宝对钙的日常最小需求量：0～6个月的婴儿每天需求量为300毫克/天；7个月至12个月的婴儿每天需求量为600毫克/天；1～3岁的宝宝每天需求量为600毫克/天。

宝宝缺钙的症状

夜里睡觉常常盗汗多汗，常常会夜里突然惊醒，而且啼哭不断；睡觉时不断用后脑摩擦枕头，时间一长后脑部位出现“枕秃圈”；精神烦躁不安，对周围的环境和事物不感兴趣，有时精神萎靡，不再活泼好动；牙齿萌发得较晚，1岁半还未长牙；另外1岁以后的宝宝是学习走路的关键期，如果缺钙严重，会造成骨质软化，站立时身体重量过大，致使下肢腿部弯曲，长此以往则出现“X”形腿或“O”形腿，并且容易出现骨折状况。

宝宝缺钙怎么吃

给宝宝补充含钙丰富的食物，补钙时应该同时多吃富含维生素D的食物，如猪肝、羊肝、牛肝等，以促进钙的吸收。一般来说，轻度缺钙的宝宝在食补之后很快能改善症状，如果缺钙严重，父母应在医生的指导下为宝宝补充维生素D和钙片。富含钙质的食材如下。

粮食类：高粱、荞麦、燕麦、玉米等。

乳类与乳制品：牛奶、羊奶、马奶、奶粉、乳酪、酸奶、炼乳等。通常500毫升鲜牛奶可补充600毫克钙。

水产品：鲫鱼、鲤鱼、鲢鱼、泥鳅、虾、虾米、虾皮、螃蟹、海带、紫菜、蛤蜊、海参、田螺、扇贝等。

肉类与禽蛋：羊肉、猪脑、鸡肉、鸡蛋、鸭蛋、鹌鹑蛋、猪肉松等。

豆类与豆制品：黄豆、毛豆、扁豆、蚕豆、豆腐、豆腐干、豆腐皮等。

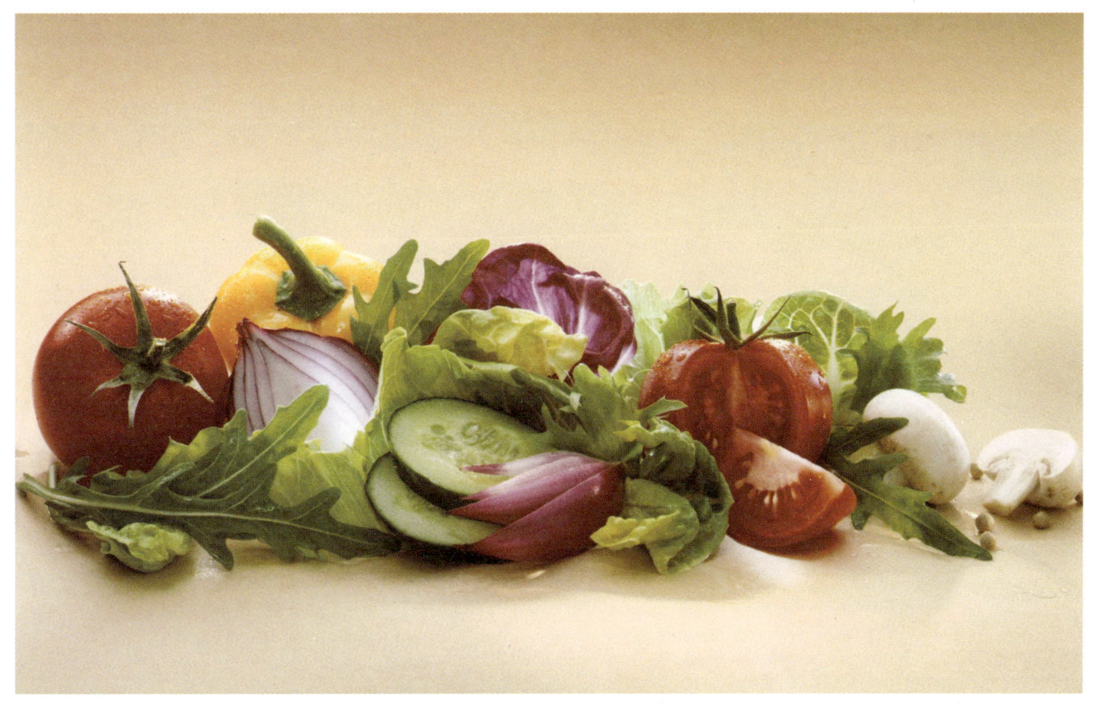

蔬菜类：芹菜、油菜、胡萝卜、萝卜缨、芝麻、香菜、白菜、雪里蕻、黑木耳、蘑菇等。

水果与干果类：柠檬、枇杷、苹果、黑枣、杏脯、橘饼、杏仁、山楂、葡萄干、核桃、西瓜子、南瓜子、桑葚干、花生、莲子、芡实等。

给宝宝补钙的注意事项

父母给宝宝添加高钙食物时，也要注意烹调方法和贮存方法。如给牛奶加热的时候不要搅拌，以防止钙的流失。

父母给宝宝用钙剂进行补钙时，应注意钙剂的含钙量和钙剂的溶解度，一般来说，只有易溶于水的钙剂，宝宝对钙的吸收效果才好。

补钙不可过量

钙对于宝宝的生长发育虽然重要，但也不可摄取过量，尤其是当钙和维生素D同时摄取过量时，会导致血钙过多，从而造成骨骼和某些组织的过度钙化。另外，钙摄取过量也会减少身体对锌的吸收。

宝宝缺钾

人体血清中钾浓度只有3.5～5.5毫摩／升，但它却是生命活动所必需的营养素。钾在人体内的主要作用是维持酸碱平衡，参与能量代谢以及维持神经肌肉的正常功能。

宝宝为什么会缺钾

宝宝缺钾分后天营养缺乏型和先天遗传型两类。临床和病理学上又分细胞外缺钾和细胞内缺钾。

造成宝宝后天缺钾的原因很多，如宝宝频繁呕吐、腹泻、大量出汗和长期胃肠引流，这使钾的排出增加，因此造成了宝宝缺钾的状况。后天缺钾易治愈，只要多吃一些含钾多的果蔬就可以了，钾含量较高的水果有橘子、香蕉等。

先天遗传型的缺钾较难医治，尤其是遗传性缺钾，需医学发展到可进行基因改造后才能彻底治愈。目前先天遗传型缺钾只能通过长期服用补钾药物来补充钾元素。

宝宝缺钾的症状

缺钾的宝宝通常有精神倦怠、全身无力、容易疲乏、反应迟钝、心跳减弱、嗜睡等症状。严重时还会出现低血压、精神错乱、表情冷淡等症状。

宝宝缺钾还会引起肠蠕动减弱，发生便秘、腹胀、恶心、呕吐、水肿，或出现麻痹性肠梗阻，引起食欲不振或厌食。

宝宝缺钾对心脏造成的伤害最大，会导致心肌收缩力减弱、心跳过速、心律不齐、尿量增多等症状。严重缺钾则会出现心室颤动、呼吸肌麻痹等症状，甚至引发死亡。

宝宝缺钾怎么吃

由于钾是所有生命细胞的基本物质，故广泛分布于各种食物中。动物组织内钾浓度相当恒定，但脂肪含量高的组织含钾相反较低。虽然在食物加工过程中可以添加一些钾，但总的来讲，这种加工过程是增加钠而减少钾，所以含钾较多的食物是那些未加工食物。妈妈们可以把下面的食物列入宝宝饮食清单中，为宝宝补钾。

如果缺钾严重，甚至引起疾病，可以在医生指导下给宝宝口服10%的氯化钾溶液，以及时帮助宝宝补充钾元素。宝宝日常钾的供应量为500～800毫克，由于体内多余的钾要通过肾脏代谢，而宝宝的肾脏功能较弱，代谢过多的钾会造成肾脏负担，因此父母要避免让宝宝一次性过量食用高钾食物。

丰富来源	水果、糖蜜、土豆粉、米糠、海藻、大豆粉、调味品、葵花子和麦麸等。
良好来源	鳄梨、牛肉、海枣、番石榴、多数生的蔬菜、油桃、坚果、猪肉、禽类、沙丁鱼和小牛肉等。
一般来源	面包、谷物、干酪、煮过的或罐装的蔬菜、蛋、果汁、奶、生的或煮过的或罐装的水果、贝壳类、全麦粉、油和酸奶酪等。
微量来源	米饭、玉米粉、脂肪、蜂蜜、橄榄和糖等。

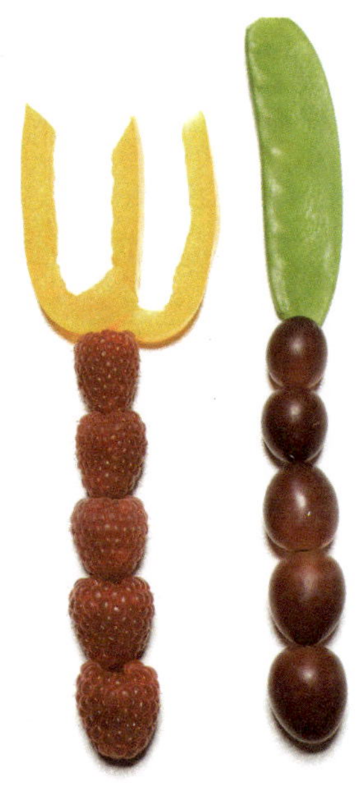

宝宝缺镁

镁是人体所必需的营养素，它可以促使蛋白质合成，控制肌肉的收缩功能。镁能激活许多重要的酶，是维持核酸结构的必需元素。另外，镁可以保护心血管系统，可以抗击毒性作用，调节细胞内的钾元素，维持心脏的正常节律。

宝宝缺镁的原因

宝宝身体缺镁的主要原因：当宝宝出现腹泻等症状时，可使营养吸收出现障碍，导致镁的流失。另外肾脏功能减弱也会造成缺镁。

宝宝日常饮食结构失衡也会导致缺镁情况发生，如果父母每天只给宝宝吃鱼虾肉蛋等动物性食物和精加工的白米白面，给宝宝喝纯净水，就会造成镁的损失和缺乏。

宝宝缺镁的症状

缺镁的宝宝会经常情绪紧张不安、容易激动，而且有时手足抽搐、反射异常亢奋。

宝宝缺镁会导致神经细胞功能发生障碍。

缺镁的宝宝会引发心脏节律异常，出现动脉痉挛，严重者会导致心脏骤停而突然死亡。

宝宝缺镁怎么吃

不要给宝宝喝纯净水或茶水，而要多喝白开水。白开水中含有一些矿物质，包括一定含量的镁元素，宝宝多喝白开水有助于镁的吸收和补充；鱼虾肉蛋类食物虽然富有营养，但也不能给宝宝吃得过多或者每天只吃这些东西，因为鱼虾肉蛋类食物含磷量过多，会影响镁元素的吸收。每一餐都应该让宝宝多吃一些绿色蔬菜；适当让宝宝吃一些粗粮，如玉米、麦片、黑米等，少食用白米、白面、白糖等。

富含镁元素的食物如下：

蔬菜水果类：油菜、慈姑、茄子、萝卜、葡萄、香蕉、柠檬、橘子等。

谷豆坚果类：糙米、小米、鲜玉米、小麦胚芽、黄豆、豌豆、蚕豆、松子、榛子、葵花子、西瓜子等。

水产类：紫菜、海参、鲍鱼、墨鱼、鲑鱼、沙丁鱼、蛤蜊等。

主要微量元素缺乏的表现及补充方法

微量元素对宝宝的生长发育至关重要，父母要及时为宝宝补充缺乏的微量元素，并在日常生活中关注宝宝的行为表现，及时判断宝宝是否缺乏微量元素。

宝宝缺铁

铁是人体不可缺少的营养成分，对宝宝的发育尤为重要。铁元素在人体中的功用之一是帮助制造红细胞。铁是红细胞里血红蛋白的主要组成部分，并为红细胞运输氧气。人体每天都有一定数量的红细胞死亡，需要新的红细胞进行补充，因而每天都需要摄入一定量的铁。2岁以内的宝宝需要适量补充铁质，而人工喂养的宝宝体内缺铁更多，如果不及时添加含铁丰富的辅食，就会发生缺铁，造成红细胞数量少、血红蛋白含量降低，出现严重的贫血症。

宝宝缺铁的症状

宝宝缺铁的初期症状表现为脸色、口唇、牙床、眼睑、指甲等部位苍白发黄，头发稀少枯干。这一阶段通过饮食及时补充铁质，就能有效缓解症状，使宝宝恢复健康。

严重缺铁的宝宝会出现全身乏力、精神萎靡、烦躁不安、常爱哭闹、食欲不振、睡觉时惊醒或睡中腿部抽筋等症状。缺铁的宝宝常常表现为营养不良，厌食、挑食，甚至出现吃土块、煤渣、墙泥、草纸等，也称为“异食癖”。

宝宝长期缺铁会严重影响生长发育，造成发育迟缓、注意力不集中、理解力和记忆力较差，使得宝宝入学之后学习成绩较差。

正确的补铁方法

应同时注意补铁和铁质的吸收，一般来说，动物肝脏、动物血和瘦肉中铁质含量较高，并且易于吸收，这些铁质容易与血红素结合。而豆类、绿叶蔬菜、红糖、禽蛋类的铁含量也较高，但并非是血红素铁，只能满足身体器官对铁的需求。

牛奶中含铁量较低，所以人工喂养的宝宝必须及时补铁，早产儿要从4个月开始，逐步增添肉类、蛋黄、肝脏、青菜、水果等含铁多的食物，预防缺铁性贫血。母乳中的铁含量虽然不高，但可吸收率高达70%，母乳喂养的宝宝在4～6个月时可以适当添加辅食进行补铁。

父母给宝宝炒菜时应使用铁锅，这样做有益于铁质的吸收。不要使用铝锅或铝制器皿，以防铝阻碍铁的吸收利用。

父母要给宝宝多吃富含维生素C的水果蔬菜，因为维生素C、柠檬酸和苹果酸等能与铁质形成有机化合物，增加铁质在肠道中的溶解度，有益于铁的吸收利用。

牛羊肉中含铁较为丰富，父母应该给宝宝吃肉，而不是喝肉汤。肉汤里含有大量脂肪和氨基酸，但是微量元素较少，所以多喝肉汤不吃肉，反而会缺乏营养。

给宝宝补铁时也应该同时补充维生素A，因为缺乏维生素A会导致铁元素的大量流失，不利于铁的吸收利用。另外，父母不要盲目给宝宝服用补铁药剂，铁量一旦超标，会使各种微量元素代谢失衡，导致宝宝出现食欲不振、厌食、血压低、胆固醇异常等症状，甚至诱发心脏病。父母给宝宝服用补铁药剂时应严格遵照医生的指导，最安全可靠的办法是通过调整饮食进行补铁，以下食物都富含铁：

肉类	猪心、猪舌、鸡心、鸡肝、鸡胗、牛腱、牛腿肉、猪肉、猪肝、牛腩、猪血、鸭血、鸭肉、鹅肉、牛小排、羊肉等。
水产类	虾米、鱼松、鱼脯、虾仁、鲣鱼、乌鱼、干贝、牡蛎、九孔、小鱼干、虾皮、章鱼等。
蔬菜水果类	苋菜、角菜、红凤菜、玉米笋、茼蒿、莴苣、绿芦笋、芥蓝、油菜花、龙须菜、甘薯叶、空心菜、油菜、黑木耳、黑枣、红枣等。
豆类	毛豆、豌豆、蚕豆、黑豆、小方豆干、豆腐、花豆、冻豆腐、黄豆、红豆、绿豆、米豆、五香豆干等。
坚果类	松子、杏仁果、开心果、花生、核桃、莲子、西瓜子、腰果等。

给宝宝多吃菠菜能补铁吗

很多父母为了给宝宝补铁，就让宝宝多吃菠菜，认为菠菜含铁丰富。

科学研究已经证明，菠菜中虽然含有丰富的铁质，但菠菜中的铁主要为无机铁，食用之后很难被人体吸收，尤其是宝宝身体器官尚未发育成熟，大量食用菠菜反而会有不良反应。

由于菠菜中含有大量的草酸成分，容易和食物中的钙质相结合，产生一种叫草酸钙的物质，这种草酸钙不溶于水，也无法被人体吸收利用，还会减少人体对钙元素的吸收。因此，如果宝宝经常食用菠菜，很容易引起缺钙现象。所以，如果给宝宝吃菠菜，应该先将菠菜在沸水中煮一下，这样做可以去除一部分草酸，减少钙的损失。

宝宝缺锌

锌是一种很重要的微量元素。锌在身体里至少与80种酶发生作用，这些酶都是宝宝生长发育所必需的，当锌缺乏时，酶的活力就会降低。宝宝生长发育迅速，如果缺锌，会导致发育不良。缺乏严重时，还会导致侏儒症、异食癖、智力发育不良等种种问题。

宝宝需要多少锌

宝宝对锌的摄入量：6个月以下3毫克/天、6～12个月5毫克/天、1～3岁10毫克/天。需要注意的是，给宝宝补锌时，不能盲目使用含锌补品或药品，最好在平时注意增加一些富含锌的食物，以预防各种锌缺乏症。

宝宝缺锌的症状

因为含锌的酶参与骨骼生长和营养代谢，能够维持皮肤正常生长，所以缺锌就会造成皮肤、骨质等方面出现异常。缺锌的宝宝通常毛发色素变淡，指甲上出现白斑，皮肤易生苔藓等；缺锌的宝宝还会出现发育不全的迹象，如身高不正常、脑功能不全、身体畸形、性特征发育不明显等；缺锌还会影响唾液中味觉素的分泌，使宝宝出现口腔溃疡，缺乏食欲，很难品尝出食物的味道，分辨不出什么是食物，从而出现味觉异常，有吃墙土、吃纸、吃粉笔等“异食癖”表现。

如何给宝宝补锌

给宝宝补锌的主要方法是依靠膳食来进行调节，多食用富含锌元素的食材。一般来说，食物中的锌多与蛋白质和核酸结合，处于一种稳定的组合状态，必须经过消化，才能使锌解离，然后被人体吸收利用。因此，给宝宝补锌的同时要注意补钙和补铁，这两种元素能促进锌的吸收利用。一般来说，水果蔬菜中含锌量较低，富含锌元素的食材如下：

肉蛋类：牛肉、猪肉、鸡肉、猪肝、鸡肝、牛肝、鸡蛋黄等。

水产类：牡蛎、虾、扇贝、鱿鱼、黄鳝、虾皮等。

干果：花生、西瓜子、枣、豆类。

粮食类：面筋、小麦麸、黑米、玉米粉、小麦、大麦等。

其他类：口蘑、干贝、银耳、香菇、金针菜、木耳、大葱等。

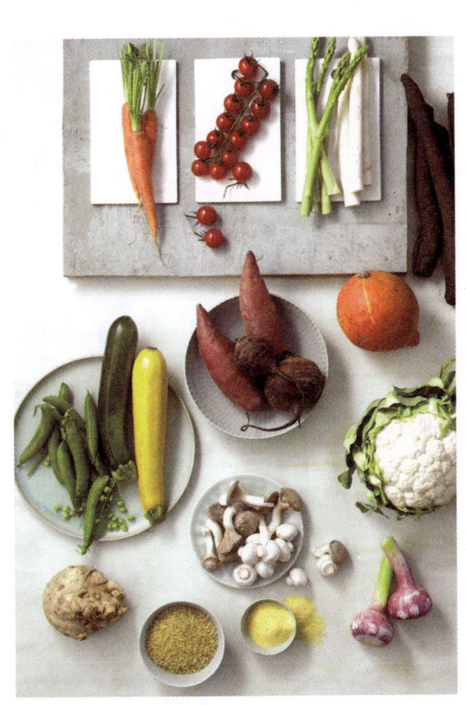

给宝宝补锌的技巧

动物肝类含锌量较高，把鸭肝、鸡肝剁碎，再加上蛋黄制成泥状辅食，适合年龄较小的宝宝食用；对于不爱吃荤菜的宝宝来说，一般的蔬菜、水果中同样含有锌，而花生、核桃、栗子等坚果也是素食宝宝补充锌元素的最佳选择。

宝宝缺碘

碘是人体必需的微量元素，也被称为“智力元素”，根据医学检测结果，80%智力受损患者的致损原因都是缺碘。对于宝宝来说，脑细胞的生长发育处于关键时期，碘营养是否充足，直接关系到宝宝一生的智力水平。人体绝大多数碘都存在于甲状腺中，而甲状腺激素是正常代谢中不可缺少的激素，能刺激蛋白质、DNA、RNA的合成，同时也参与糖、脂肪、维生素、水和盐类的代谢活动，对宝宝的生长发育和神经系统完善非常重要。

宝宝缺碘的症状

缺碘的宝宝在体格和性器官发育上都会出现障碍，导致呆小病、面容呆板、双眼间距较宽、鼻梁塌陷等面部缺陷。同时智力低下、反应迟钝，出现听力、语言和运动功能障碍。

宝宝缺碘还表现为过度亢奋、容易激动、全身无力、身材矮小、上半身比例大、眼睛突出、甲亢、舌头经常伸出嘴外、多饮多食、容易饥饿等。

宝宝缺碘怎么吃

1. 给宝宝食用含碘丰富的豆类和海产品，如黄豆、红豆、绿豆、红枣、花生、豆芽、豆腐干、海带、紫菜、海蜇、蛤蜊、虾皮、鱿鱼等。

2. 母乳喂养宝宝可以充分补充碘。一般来说，母乳喂养时期，只要妈妈身体中含有足够的碘，宝宝每天吃母乳，就不会出现缺碘的情况。

3. 1岁以上的宝宝可以从碘盐中获取足够的碘，但是添加碘盐时要注意使用量，1

岁的宝宝每天添加的碘盐不能超过1.5克。为了避免碘在盐中的损失，请注意碘盐的防潮和密闭。炒菜做饭中，为了避免高温作用造成碘的损失，最好在饭菜快出锅时再加入碘盐。

4. 宝宝对碘的摄入并不是越多越好，如果碘元素超标，会引起甲状腺肿大，并危害宝宝的肾脏系统，甚至引发碘中毒。

补充微量元素和矿物质的常见误区

父母及时给宝宝补充微量元素和矿物质是没错的，但补充的方法和过程中常常出现问题，父母应该予以关注，以下的常见误区会给宝宝身体造成损害。

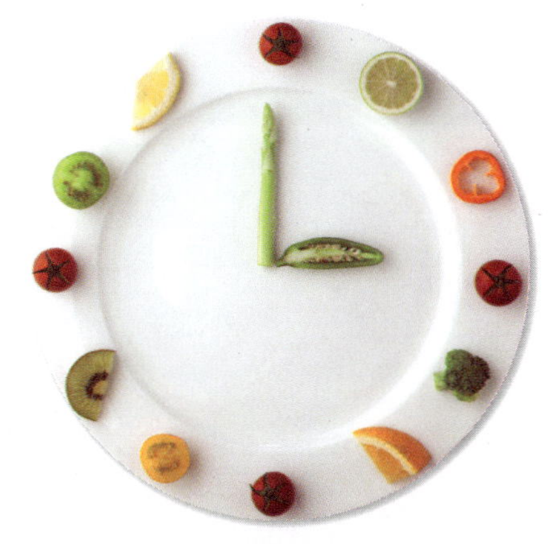

误区一：补充微量元素和矿物质最好用矿泉水

水是人体的重要营养之一，目前市场上有很多产品宣传矿泉水、弱碱性水可以提高人体免疫力，补充足够的微量元素。有些家长唯恐宝宝缺乏微量元素和矿物质，因此放弃白开水，给宝宝饮用矿泉水和弱碱性水。其实，医生和营养专家指出，人体不能单靠喝水补充微量元素，而且矿泉水和弱碱性水的作用微乎其微。宝宝喝水的主要目的是补充水分，家长们只需关注水质的卫生，而没必要刻意给宝宝饮用矿泉水。那么，用矿泉水和弱碱性水代替白开水，对宝宝来说有哪些坏处呢？

1. 矿泉水和弱碱性水不如白开水性质温和，容易对宝宝脆弱的内环境造成危害，损伤宝宝脾胃，造成消化不良、食欲不振等症状。

2. 矿泉水要购买合格有安全保障的，防止不合格矿泉水被污染或添加了不明物质，影响宝宝健康。

3. 给宝宝补充微量元素和矿物质，主要依靠食物，如果父母过于信赖矿泉水和弱碱性水，让宝宝多喝，会影响宝宝的正常进食量，造成营养不良，危害宝宝健康。

误区二：别人的宝宝补什么我们就补什么

很多父母对自己宝宝的身体状况不了解，给宝宝添加营养的时候束手无策，于是就习惯跟风，看别人家的宝宝补什么，自己的宝宝就跟着补什么。其实这种做法对宝宝的健康极其有害。

每一个宝宝的身体状况、对营养的吸收能力、生长发育环境等都不尽相同，妈妈不要盲目跟风，看到别的宝宝吃什么就跟着学。同样的食物，脾胃虚弱的宝宝和脾胃强壮的宝宝，消化吸收能力是不一样的。而宝宝对食材增加的顺序和种类，承受能力也有很大差异。

1. 一定要了解自己宝宝的身体性质、遗传影响、饮食具体结构和环境因素等，找到宝宝体质差的原因，排除其他因素。

2. 要记录宝宝身体的基本情况、生活习惯、运动量，根据宝宝的身体变化调整饮食结构。

3. 如果宝宝真的需要补充营养，也要在专业医师的指导下进行，最后才利用营养保健品来调整身体。

4. 不要给宝宝使用成年人用的补品，如西洋参、桂圆、蜂王浆等，这些食品虽是补药，不适合儿童，可能会影响宝宝的生长发育甚至引起性早熟。

5. 父母不要跟风给宝宝“恶补”，比如吃了鱼肝油，同时又给宝宝吃多种维生素；吃了钙粉，又给宝宝吃多种矿物质补充剂。这样会造成营养素摄入过多，甚至导致营养素比例失调，对宝宝发育十分有害。

误区三：宝宝挑食是缺锌，为了健康要多补锌

广告里常常说宝宝厌食挑食都是缺锌，父母们听多了，以为宝宝挑食只是因为缺锌，因此大张旗鼓给宝宝补锌，甚至买来各种锌剂给宝宝吃。

其实宝宝挑食有很多种原因，比如微量元素失衡、饮食习惯不好、零食吃太多、边吃边玩、饭菜不好吃等，缺锌只是其中一个比较重要的因素。专家认为，如果宝宝没有诊断出缺锌，就不需要进行预防性补锌。只要合理安排膳食结构，及时给宝宝添加辅食，吃一些蛋黄、鱼、瘦肉、豆类、动物内脏和坚果等食物，宝宝就能从辅食中摄取足够的锌。如果父母发现宝宝挑食，不问原因就盲目补锌，那对宝宝健康的危害非常大。

误区四：给宝宝多喝红枣汤，可以补血补铁

传统的民间观点认为红色食物有助于补铁，如红枣、红小豆等，因此有些家长每天给宝宝喝红枣汤、红豆汤、红枣牛奶等。事实上，这种做法并不能有效补充铁质。

红枣和红小豆的含铁量并不高。红小豆属于豆类，而豆类的表皮含有较多植酸，与铁质结合可形成植酸铁，这种物质不溶于水，在宝宝体内无法吸收利用，吸收率最多为3%；红枣含糖量较高，也不利于铁质的吸收；而红枣牛奶中富含磷酸盐，会与铁质发生化学反应，造成铁质的沉淀，无法被身体吸收利用。因此，给宝宝补铁，父母应该注意以下几点：

1. 尽量给宝宝吃母乳，母乳中铁质含量虽然不高，但吸收率却比牛奶高出很多。

2. 6个月以上的宝宝应该添加肝泥、肉泥、动物血等辅食，可以有效增加血红素铁。

3. 给宝宝补铁的同时，要喂一些富含维生素C的酸味水果，如稀释的橙汁，因为铁质在酸味环境下更容易被人体吸收。

4. 如果给宝宝补充铁剂，不要用牛奶送服，否则容易造成化学反应。

误区五：补钙要多进食蔬菜，有助于钙质吸收

宝宝骨骼和牙齿的生长需要大量的钙，所以每天都应该给宝宝补充钙质。有些家长认为多吃蔬菜有利于钙的吸收，就尽量让宝贝多吃，这是一个很大的误区。

1. 大量摄入纤维素会严重抑制钙的吸收。蔬菜里主要包含的成分就是纤维素，钙和纤维素结合生成不易吸收的化合物。补钙的阶段食用过多的纤维素，会影响钙质的吸收利用。所以给宝宝使用钙剂的时候，要适当少吃富含纤维素的蔬菜，如芹菜、韭菜等。如果担心宝宝缺乏维生素，可以给宝宝喝一些新鲜果汁。

2. 豆类表皮中的植酸会阻碍钙质的吸收，所以宝宝补钙时也要适当控制豆类的摄入量，如红小豆、绿豆等。

3. 补钙期间要适当补充一些维生素D，并经常带宝宝外出晒太阳，这样有助于钙质的吸收利用。

宝宝补充微量元素和矿物质的饮食宜忌

食物就是宝宝的营养品，在宝宝的成长过程中，家长每天要准备各种各样的食物来促进宝宝身体和智力的发展。一般说来，每一种食物都有其特定的营养价值，但宝宝年纪幼小，身体发育尚未成熟，很多对成年人有营养的食物，却不一定适合宝宝，甚至会引起宝宝身体不适，出现病症。

因此，宝宝饮食的基本原则是丰富多样、不宜量多。下面列出宝宝补充微量元素与矿物质时的饮食宜忌。

乳制品

酸奶：可提高钙和磷的利用率，促进铁和维生素D的吸收。但不能长期用酸奶来喂养1岁以下的宝宝，添加辅食的宝宝可适当尝试喂酸奶。

鲜牛奶：含丰富的钙质、B族维生素、维生素A和维生素D。鲜牛奶中的乳糖能促进铁和钙的吸收。但婴儿不宜食用鲜牛奶，因容易引起宝宝消化不良、便秘、上火等问题。

奶酪：含钙较为丰富。但奶酪是一种很难消化的食物，宝宝一次不能吃太多。

蔬菜类

胡萝卜：富含钙、铁、花青素、维生素A、维生素B_1、维生素B_2、胡萝卜素等。给宝宝吃胡萝卜必须油炒或与肉类炖煮，这样才有营养。

黄瓜：富含多种维生素和钙、磷、铁、钾、钠、镁等。但是黄瓜性凉，宝宝不能大量生吃黄瓜，因容易引发胃寒，造成腹泻。黄瓜也不能和富含维生素C的食物一起吃，容易破坏维生素C。

白菜：富含维生素C、核黄素、钙、磷、铁、硒等。但白菜性凉，气虚胃寒的宝宝不能吃。煮熟后存放时间过长的白菜，宝宝食用后会破坏血红蛋白，造成身体缺氧。

洋葱：富含钙、磷、铁和维生素。但洋葱不易消化，容易引起宝宝腹胀。患有荨麻疹、湿疹、眼疾、胃病、肠炎的宝宝更不能吃洋葱。

茄子：富含铁、磷、钙、胡萝卜素等。茄子性凉，体质虚弱、风寒感冒、腹泻的宝宝尽量不要吃茄子。

肉蛋类

猪肉：含优质蛋白质和脂肪酸，可促进铁的吸收。给小于6个月的宝宝食用没有炖烂的肉，容易引起宝宝消化不良。

鸡肉：富含蛋白质、磷、铁、铜、锌等元素。不能给宝宝吃鸡屁股，因其中含有病毒和致癌物。宝宝生病发烧时不能吃鸡肉，会加重病情。

鱼肉：富含大量的微量元素和矿物质，如钾、钠、钙、镁、磷、铜、铁、硫、碘、锰等。宝宝吃的鱼肉必须煮透，以防止寄生虫和病菌感染。

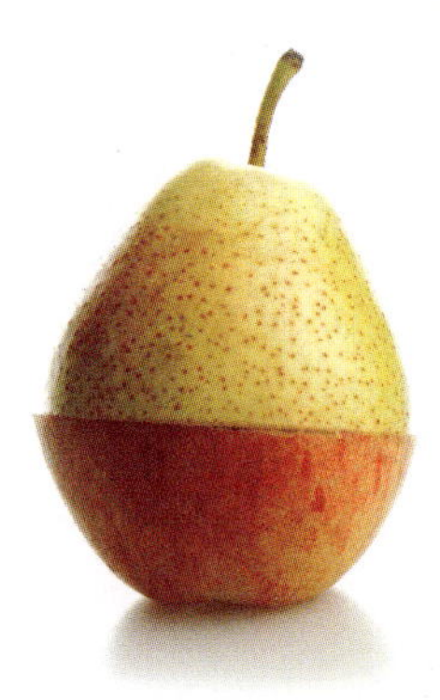

瓜果类

桃子：富含铁、钙、磷、蛋白质等。宝宝吃桃子一定要用盐水清洗干净，以防止桃毛刺激。

梨：富含钙、磷、铁等元素。梨性寒，胃肠不好的宝宝不要吃梨，容易引起腹泻和消化不良。

橘子：富含钾、黄酮类化合物以及大量酸性物，不能和含钙高的食物同吃，会产生钙化合物，导致宝宝消化不良。

香蕉：富含大量的钾元素。患有水肿、肾炎的宝宝不能吃香蕉。

花生：富含钙、磷、铁、核黄素、蛋白质等。花生不易消化，3岁以下的宝宝不要生吃花生仁，可制成花生泥。

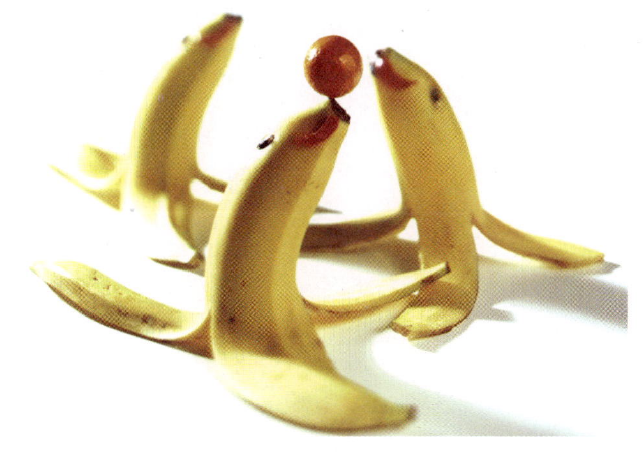

给宝宝补水也是补营养吗

补钙、补锌、补铁……却很少听妈妈咨询补水的。水被认为是七大营养素之一，它参与了身体的大部分生理过程，包括所有的新陈代谢和体温调节活动，其重要性不输于其他任何一种营养素。因此，妈妈们要树立补水与补其他营养同等重要的意识，念好宝宝的“补水经”。

如何正确给宝宝补水

一般来说，出生后1个月内喂母乳的次数多，若母亲奶水充足，可以不补充水分。以后随着月龄或年龄的增长，可以适量喂水。但在实际中喝多少水，可根据实际情况而定，如果宝宝没有出现特殊状况，母乳喂养的宝宝不用强求宝宝多喝水。

当宝宝出现尿黄、唇干等缺水警号时，应先喝少量的水，待身体状况逐渐稳定后再喝。如果宝宝短时间内摄取过多的水分，可引起胃胀而影响消化功能。

有些宝宝喜欢喝饮料，但饮料含有大量的糖分和较多的电解质，不能像白开水那样很快离开胃部，而会长时间滞留其中，对胃部产生不良刺激。同时，饮料中的色素进入宝宝体内，易沉积在不成熟的消化道黏膜上，引起食欲下降和消化不良。因此父母要尽量避免给宝宝喝饮料。家庭自制的鲜榨果汁也要适量给宝宝饮用，鲜榨的水果汁里含有原糖，故宜用凉开水予以适当稀释，并限制饮用量，2岁以下的宝宝每天果汁的摄入量不要超过100毫升。

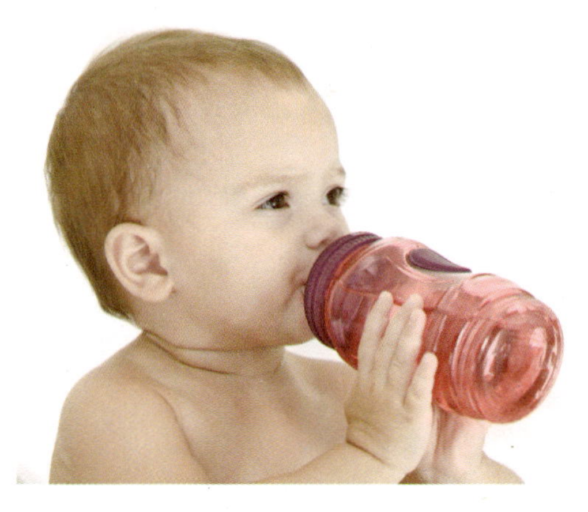

把握好补水的时间段

玩耍以后要补水，特别是对年龄较大的宝宝，运动量比较大，流失的水分也就更多，需要及时补充。

外出过程中，宝宝容易流汗，妈妈应该随身准备一些水，在宝宝口渴的时候及时喂。

哭泣也是一种运动，宝宝经历了长时间的激烈哭泣以后，不仅会流很多眼泪，还会出很多汗，所以需要补水。另外，宝宝洗完澡以后，补水也是必要的。

饭前和睡前不要让宝宝喝水。饭前补水会使胃液稀释，不利于食物消化，影响宝宝食欲。另外，宝宝在深睡后还不能完全自控排尿，如果睡前喝水多了，很容易尿床，即使不尿床，也可能干扰睡眠。

如何让宝宝爱上喝水

有很多小宝贝对喝水特别挑剔，认为白开水没有滋味不好喝，家长们追着喂却也喂不上几口水，但是宝宝离了水又不行，很容易上火、生病，所以如何让不爱喝水的宝宝喝水成了家长的麻烦事。试试下面这些方法吧，让你的宝宝轻松爱上喝水。

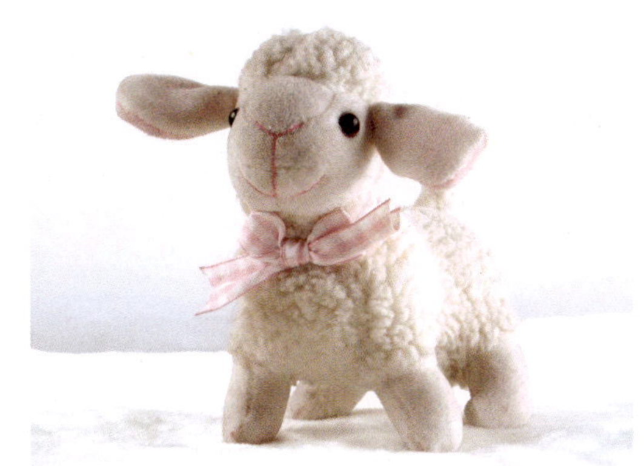

1. 做游戏：妈妈们可以准备两个小杯子，倒满白开水，逗宝宝学着大人喝酒一样干杯，看谁能喝干，趁宝宝高兴可以让他多喝两杯。

2. 水中加点果汁：可以给宝宝榨些新鲜的果汁，加到水中，但不要加太多，让水稍微有一点甜味即可。可以每天变着果汁口味给宝宝添加，让宝宝感觉每次喝水的口味、色泽都不一样，从而对喝水感兴趣。

3. 多做引导：比如宝宝喜欢卡通人物美羊羊，妈妈可以告诉宝宝美羊羊特别喜欢喝水；或者看到电视上的宝宝喝水，就说："你看，电视里的宝宝多爱喝水呀，你也爱喝是吧？"

4. 鼓励宝宝：每次叫宝宝喝水，宝宝喝了后就要进行表扬，让宝宝有一种被大人喜欢的荣誉感，而不是一味地训斥宝宝不知道喝水，给宝宝脸色等等。

5. 睡醒后喂水：宝宝刚睡醒，多半是迷迷糊糊的状态，这时候宝宝一般比较听话，这时喂他几口水，他就会咕咚咕咚地喝了。

6. 用卡通水壶：带着宝宝去买水壶时，让宝宝挑选自己最喜欢的卡通水壶，然后夸奖他的眼光好，宝宝就会自信于自己的选择，回家后也会特爱用新水壶喝水，出门也会炫耀自己的小水壶，不断地要水喝。

7. 带宝宝运动：带宝宝多运动，多排汗以消耗体内水分，让他自己产生喝水的需求，自然而然他会告诉你口渴了，经过一段时间，口渴后喝水的畅快感就会让他丢掉讨厌喝水的想法。

维生素——提高免疫力，我家宝宝不生病

宝宝缺乏维生素会直接影响身体正常发育，导致各种疾病，甚至导致免疫力下降等问题。

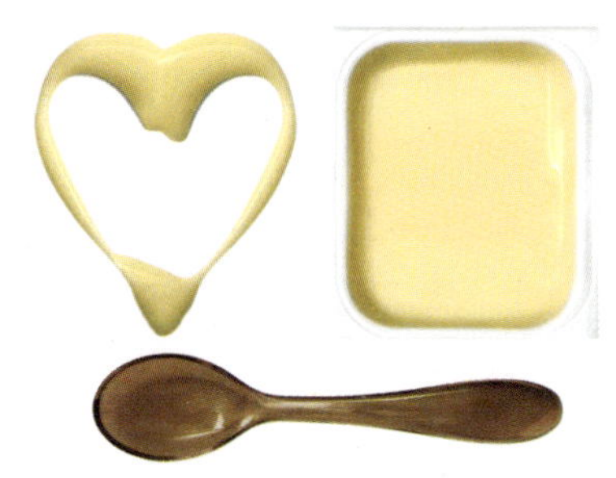

宝宝什么时候需要补充维生素

维生素是宝宝必需的营养元素之一，但各种维生素作用不同，对宝宝健康的影响也不同，什么时候应该给宝宝补充维生素，父母们应该做到心里有数。

宝宝皮肤出现问题

宝宝健康正常的皮肤应该是白里透红、娇嫩柔软、滋润光泽的，如果宝宝皮肤发干且粗糙，浑身长了鸡皮一般的小疙瘩，而且又黑又皱，没有光泽，很有可能是体内缺乏维生素A、维生素E和维生素B_6。父母应仔细观察宝宝是否有其他症状出现，及时为宝宝补充维生素。

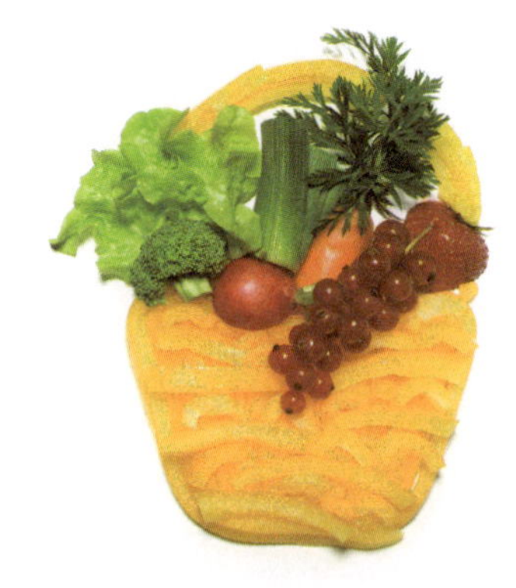

宝宝身高体格出现问题

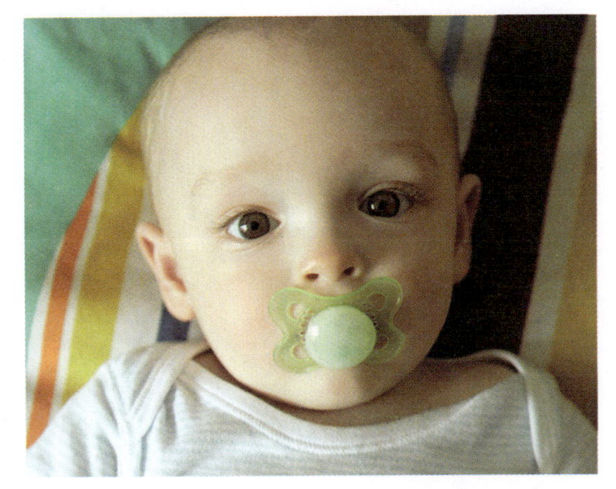

健康的宝宝身高体格生长较为迅速，每个月都有新变化，而且骨骼发育正常，四肢有力，结实健壮。如果宝宝出现佝偻、鸡胸、肋骨串珠、软骨病、矮小、乒乓头等问题，很有可能缺乏维生素D，需要及时补充，否则会影响宝宝身高体格的正常发育。

宝宝的头发出现问题

健康宝宝的头发应该呈现自然的黑色或棕黑色，柔软富有光泽，既不油腻也不干枯。如果宝宝的头发变得干枯稀疏、缺乏光泽，可能是缺少维生素A。父母在给宝宝认真检查之后，要及时补充。

宝宝消化不良、精神不振

健康的宝宝对外部世界充满好奇，性情活泼欢快，精神振奋，喜欢玩乐，能吃能睡。如果活泼的宝宝突然变得精神不振，而且出现消化不良、腹泻便秘等问题，则有可能是缺乏B族维生素。

宝宝无故瘀血流血

健康的宝宝在玩耍过程中常有磕碰，一般情况下并不会瘀血、出血。如果宝宝在轻微的碰撞下出现瘀血，而且口腔、鼻子、尿道等处无故出血，严重情况出现吐血。父母一定要引起重视，及时治疗，以免延误病情。

维生素A：提高宝宝免疫力

根据我国居民营养与健康调查显示，维生素A是我国居民最容易缺乏的维生素，男女老幼都有可能发生缺乏，而宝宝缺乏维生素A对健康影响更大。

维生素A是一种脂溶性维生素，主要贮藏在肝脏中，少量贮藏在脂肪组织中。维生素A不仅可以维护上皮细胞的完整，还可以防止呼吸道、消化道感染，增强宝宝机体的免疫功能，维持正常骨质代谢，同时提高铁剂吸收率。

宝宝每天需要多少维生素A

专家认为，宝宝每天维生素A的摄入量应为400微克，为了使维生素A能在消化道中被很好地吸收，同时也应该让宝宝摄取足够的脂肪和矿物质。

维生素A的食物来源

维生素A在食物当中含量很少，富含维生素A的食品只有肝脏、全脂奶、蛋黄等少数几种。幸运的是，绿叶蔬菜和橙黄色蔬菜当中含有的胡萝卜素能在人体中转变成维生素A，帮助预防维生素A缺乏。所以只要每天给宝宝喝1～2杯全脂牛奶，吃1个鸡蛋，再吃适量绿色或橙黄色的蔬菜，就可以放心了。

如何正确补充维生素A

在食用含有维生素A或胡萝卜素的食物4小时内，不要让宝宝做太剧烈的运动，更不要食用矿物油和补充过量的铁，这些都会影响宝宝对维生素A和胡萝卜素的吸收。

由于动物肝脏有种味道，很多宝宝都不适应，所以对肝脏类食物有抵触。为了给宝宝补充动物肝脏中富含的维生素A，我们可以改用鹅肝酱。鹅肝酱所富含的维生素A

与一般的动物肝脏没有两样，而且不会有腥臭味，对于讨厌食用动物肝脏的宝宝来说，是一种尚可接受的食物。只要每个星期食用3～4次肝脏类食品，就可充分补充维生素A。

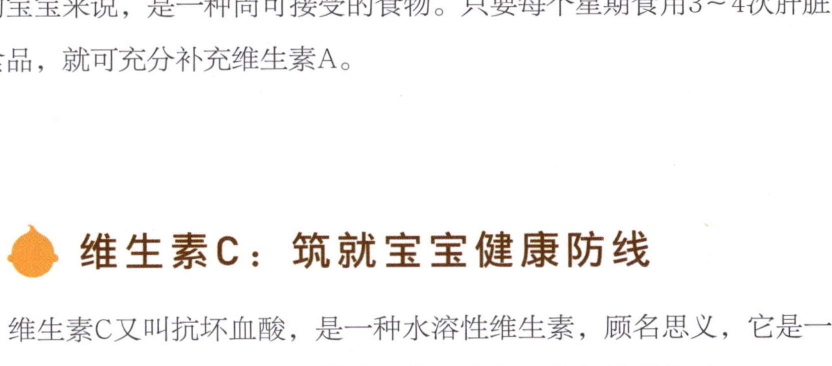

维生素C：筑就宝宝健康防线

维生素C又叫抗坏血酸，是一种水溶性维生素，顾名思义，它是一种能对抗坏血病的物质，也是维持宝宝健康的一种关键营养素。

感冒是经常困扰宝宝的不速之客。数据显示，宝宝每年患感冒的次数平均为4～8次。这是因为儿童身体还没有发育成熟，对病毒感染的抵抗力弱。随着活动范围的增加，他们接触公共场合的机会增多，容易遭到无所不在的感冒病毒的侵袭。维生素C能够促进胶原蛋白合成，构成抵御感染的屏障，增强免疫细胞的噬菌能力，提高抗体水平，从而抵御感冒，为宝宝筑就一道健康的防线。除此之外，维生素C还能促进人体对铁的吸收；促进合成胶原蛋白，以形成软骨、骨质、牙釉质及血管上皮的重要组织，并维持结缔组织的正常运转；预防滤过性病毒和细菌的感染，并增强免疫系统功能。

宝宝每天需要多少维生素C

宝宝需要的维生素C必须从食物中获取。新生儿体内并不缺乏维生素C，如果喂食母乳，宝宝就可以从母亲身上获取维生素C，但是当婴儿出生几个星期之后，体内的维生素C逐渐排出体外，所以此时最好喂食一些新鲜的柳橙汁以补充维生素C。婴儿每天所需的维生素C为40～50毫克，1岁以上的宝宝每天则需要60～70毫克。

如何发现宝宝缺乏维生素C

一般来说，6～24个月的宝宝最容易缺乏维生素C。通过观察宝宝的身体变化，父母就能轻易判断出宝宝是否缺乏维生素C。缺乏维生素C的宝宝有以下几个症状：

牙龈出血、易疲劳、容易感冒、抵抗力差、体重减轻、腹泻、呕吐、腿部压痛、发育不良、暂时性关节疼痛、呼吸短促、伤口愈合不良感染率增加。

需要注意的是，维生素C无法储存在体内，极容易造成缺乏，但也不宜过量摄取，如果想增加维生素C的摄取量，最好逐渐加量。

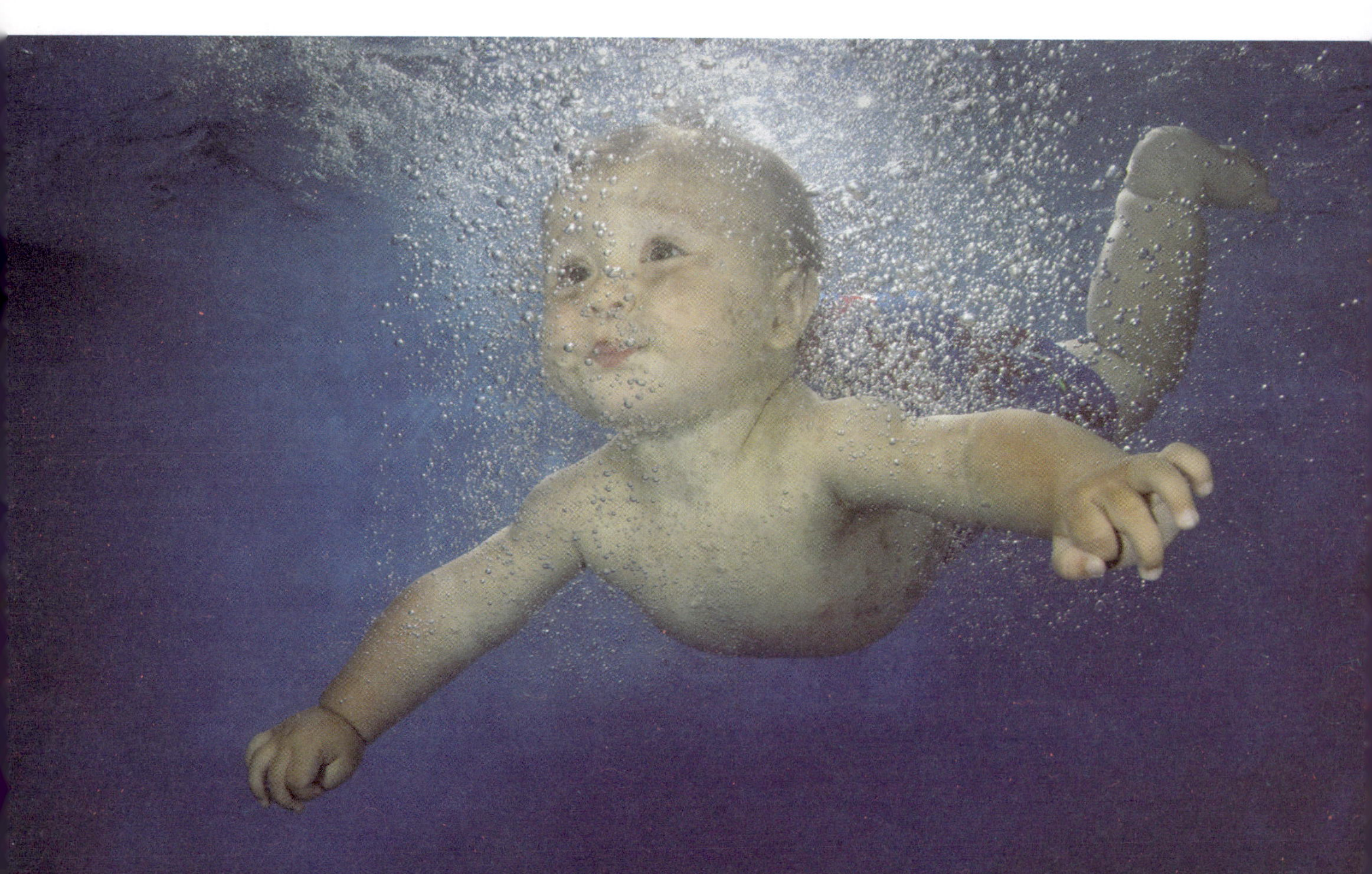

维生素C的食物来源

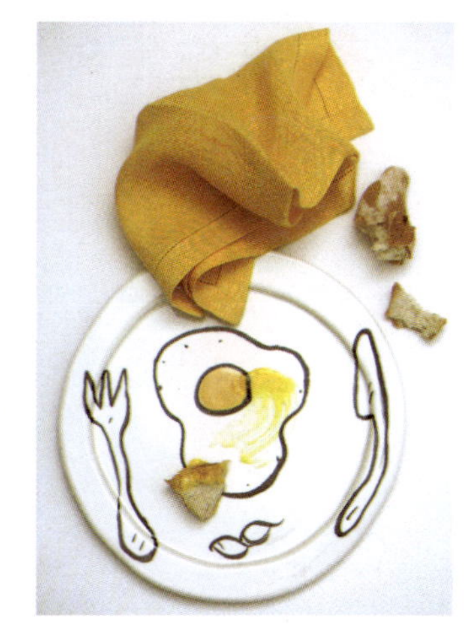

蔬菜：甘蓝、青椒、白菜、豌豆、生菜、番茄等。

水果：苹果、柠檬、柿子、柳橙、柑橘、葡萄柚、草莓、猕猴桃、桃、梨等。

其中，柳橙、柠檬、葡萄柚、柑橘是维生素C最丰富的食物来源；豆类食物本身缺乏维生素C，不过，一旦种子发芽之后，新芽中就含有丰富的维生素C，如豌豆等。

如何正确补充维生素C

维生素C极易受到热、光和氧的破坏。水果、蔬菜贮存越久，其中的维生素C损失越多，因此，为了尽可能减少食物中维生素C的损失，最好吃新鲜的水果、蔬菜。另外，水果、蔬菜也不要切得太细、太小，切开的蔬菜、水果也不要长时间暴露在空气中，最好现吃现切、现切现烧，以减少维生素C的氧化。

维生素C是水溶性维生素，在人体内极不稳定。因此在烹制蔬菜、水果时，尽量不要破坏其中的营养物质，烹调的时间越短越好，水也不宜多加。清蒸是保存维生素C的最佳烹调方式。

人工合成的维生素C补充剂效果不如从天然食物中摄取的维生素C好。长期大量服用人工合成的维生素C补充剂，会在体内形成大量的草酸，有导致肾结石的潜在危险，过量服用时也会引起副作用。

维生素C与维生素E是一对好搭档，如果水溶性的维生素C与脂溶性的维生素E一同摄取，二者就会各自发挥作用，从而提高抗氧化能力，预防癌症。另外，维生素E与硒、β－胡萝卜素联合作用也可以提高它们的效果。

维生素B_1：宝宝的活力之源

维生素B_1也叫硫胺素，属于B族维生素，是水溶性的营养素。它在体内参与糖代谢。当维生素B_1缺乏时，会影响身体组织的能量供应，从而降低心脏、肌肉的收缩力和神经系统的传导性。

维生素B_1能增强宝宝的胃肠和心脏肌肉的活力，增进食欲，促进食物的吸收与消化。宝宝严重缺乏维生素B_1的表现为烦躁、食欲差、呕吐、四肢无力，有时腹泻，检查心电图可发现异常，严重者可发生心力衰竭。

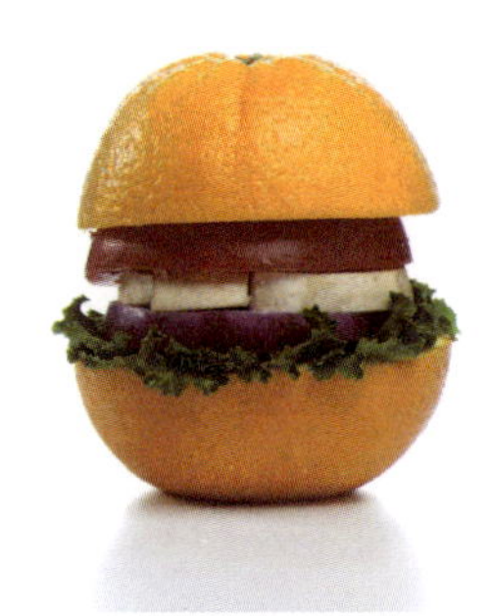

维生素B_1的食物来源

土豆、鲜冬菇、花生、芝麻、葵花子、谷类、酵母、豌豆、动物肝脏、牛肾、牛心、鳝鱼、鱼卵、鸡蛋、鹌鹑蛋、牛奶、猪肉、白菜、茄子等。

其中，酵母中含有丰富的维生素B_1，有助于防止动脉脂肪的沉淀。谷物的胚芽与外壳部分也含有较多的维生素B_1，所以糙米、胚芽米、全麦面包都是补充维生素B_1不错的食物来源。

值得注意的是，维生素B_1存在于谷类的表层，若将大米和小麦精加工，大米和面粉中80%以上的维生素B_1都会随之丢失。

如何正确补充维生素B_1

为宝宝补充维生素B_1首先要从母亲入手。哺乳的母亲应多吃些含维生素B_1丰富的食物，如米糠、麦麸、豆类等。

成人的饮食习惯和食物烹调方法都可能引起儿童的维生素B_1缺乏，所以成人应该提倡吃一些粗制谷物，米不过分淘洗，米汤要食用；煮粥时不加碱，以免维生素B_1被破坏；少吃油炸食物，因为食物油炸后，维生素B_1会全部流失；如果宝宝患上了维生素B_1缺乏症，可以在医生的指导下吃一些维生素B_1片剂。

 维生素B_2：为宝宝发育加油

维生素B_2又称为核黄素，也是水溶性维生素的一种，它是体内黄酶的辅酶组成成分，是蛋白质、碳水化合物和脂肪代谢中不可缺少的物质。

生长发育期的儿童对维生素B_2的需求量较大。维生素B_2供给不足的主要表现为口角炎，嘴角处发白、糜烂，口唇干裂，舌发红、舌乳头增大，眼睛角膜充血、怕光，在皮肤皱褶处易发炎，如阴囊炎、会阴炎。严重者可致生长发育迟缓。

维生素B_2的食物来源

一般来说宝宝不易发生维生素B_2缺乏，但若长期高脂肪、低蛋白饮食，吃新鲜蔬菜、豆类、肉、蛋等食物太少，使人体对维生素B_2需求量增加，就会导致维生素B_2缺乏。妈妈可以通过以下饮食为宝宝补充维生素B_2。

乳制品是维生素B_2的良好来源，特别是经过发酵的乳制品，如各种奶酪、酸奶中维生素B_2的含量更高，因此建议宝宝每天喝1杯酸奶；动物的肝脏、心脏、肾脏，瘦肉、乳类及蛋类、鱼类等食物中维生素B_2的含量都颇为丰富。乳类、蛋类等建议每天吃一些；动物内脏的胆固醇含量较高，不宜长期食用，宝宝1周吃1～2次即可；一些植物性食品中维生素B_2的含量同样丰富，豆类食物就是很好的选择，豆腐、豆制品中的维生素B_2含量足以与肉类和牛奶相媲美，要经常吃。

一旦宝宝出现嘴唇干裂或烂嘴角等症状，可遵循医嘱适量服用维生素B_2进行治疗，一般3天左右病症就会有所好转。

维生素B_2与蛋白质有特殊的关系，因为膳食中如果没有足够的蛋白质，即使有丰富的维生素B_2，也不能为身体组织所利用，所以在日常饮食中，一定要注意营养均衡，保证维生素B_2与蛋白质的摄入量。

维生素B_6：生理代谢的好助手

维生素B_6是由几种物质集合在一起组成的，是制造抗体和红细胞的必要物质。维生素B_6在体内作为很多酶系统工作的活性辅基，参与许多生理代谢，特别是氨基酸与脂肪的代谢。因此，又称维生素B_6为氨基酸代谢维生素。

维生素B_6缺乏时，氨基酸代谢就会发生障碍，造成宝宝生长缓慢、精神紧张，出现惊厥、贫血、智力发育受阻等病症，维生素B_6缺乏还与湿疹、肾结石的形成有一定关系。

哪些食物中含有维生素B_6

肉类和全谷类是维生素B_6的最佳食物来源，动物肝脏中也含有一定的维生素B_6。

常见的可补充维生素B_6的食物有香蕉、小麦胚芽、米糠、土豆、大豆、豆腐、牛肝、牛肾、比目鱼、鸡蛋、牛奶、牛肉和猪肉等。

如何正确补充维生素B_6

维生素B_6不受热、酸的影响，但在碱性环境中会被破坏，同时也对光敏感。宝宝对维生素B_6的需求量应为每天每千克体重5毫克。此外，维生素B_6与维生素B_1、维生素B_2、维生素C及镁一起摄取，效果更好。

维生素D：促进宝宝发育的“阳光维生素”

维生素D又称钙化醇，属于脂溶性维生素，是对宝宝健康发育十分重要的“阳光维生素”。

维生素D是维持身体钙质和磷质的主要因素，如果缺少维生素D，即使吃了含钙食物，身体也无法吸收利用。如果小儿血液中钙质不够，可使骨骼组织变软而患软骨病，尤其是在儿童发育期，如果骨骼不能充分钙化，加上自身体重的负担，骨骼就会变形。给小儿补充适当的维生素D，可以使食物中的钙进入血液，加强骨骼的钙化，使骨骼变硬。

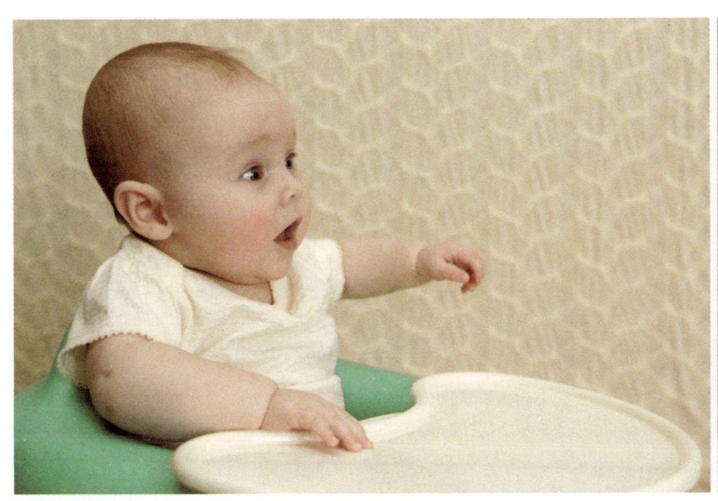

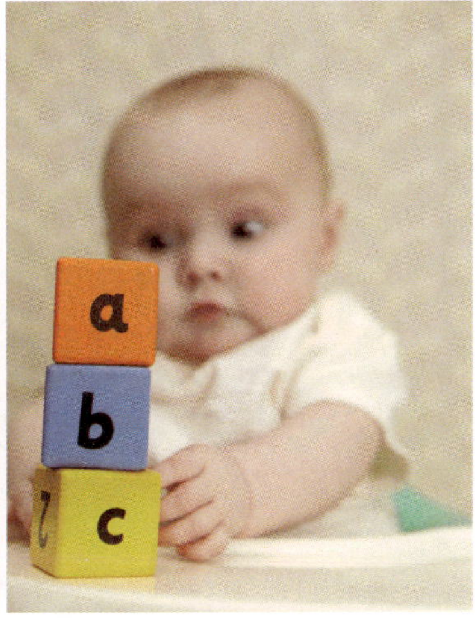

哪些食物中含有维生素D

植物性食物几乎不含有维生素D，维生素D主要来源于动物性食物。维生素D主要存在于海鱼、动物肝脏、蛋黄和瘦肉中。另外，鱼肝油、乳酪、坚果中也含有维生素D。

如何正确补充维生素D

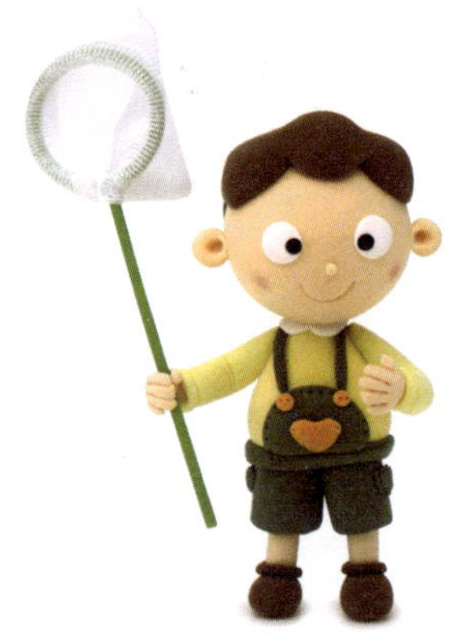

维生素D的最佳摄取方式并不是通过食物获得，而是靠晒太阳进行补充。当皮肤接触太阳光时，机体就会自然合成维生素D，日光中的紫外线会作用在皮肤的维生素原上，而使其转化为活化的维生素D，只要每天晒太阳30分钟，身体就能获得5毫克维生素D，这足够人体一天所需的量。所以，春天明媚的阳光对小宝宝来说，是再好不过的“营养品”，每天要保证宝宝1～2小时的户外活动。

虽然晒太阳能获得比较多的维生素D，但宝宝的皮肤比较娇嫩，不宜在太阳下停留过久，以免晒伤；而鱼肝油是维生素D最丰富的食物来源，特别是比目鱼的鱼肝油，可以通过喂宝宝适量鱼肝油的方式来补充宝宝所需的维生素D。

给宝宝喂鱼肝油也要注意摄取量，切不可过量，以免发生维生素中毒。比目鱼的鱼肝油的维生素D含量为1小匙鱼肝油约含400国际单位（约10微克）维生素D，而宝宝的摄取量应少于1小匙。

叶酸：最易缺乏的营养素

叶酸又叫维生素B_9或维生素M，属于水溶性B族维生素的一种，是宝宝日常生活饮食中最易缺乏的营养素。

叶酸在宝宝生长发育过程中掌管着血液系统，有促进宝宝组织细胞发育的作用，是宝宝成长过程中不可缺少的营养成分。

叶酸最基本的功能是在形成亚铁血红素时，扮演胡萝卜素运送者的角色，还能帮助红细胞和细胞内生长素的形成；叶酸能预防脑部及脊椎的先天异常及发育不全，维持大脑的正常运作，有助于精神和情绪的健康；叶酸还可以增进食欲和刺激盐酸的生成，盐酸可防治肠内寄生虫和食物中毒。

宝宝每天需要多少叶酸

宝宝对叶酸的日常最少需求量：1～6个月的婴儿的每天需求量为25微克；7个月至1岁的婴儿的每天需求量为35微克；1～3岁的宝宝的每天需求量为50微克。

哪些食物中含有叶酸

叶酸普遍蕴藏于植物的叶绿素内，深绿色带叶蔬菜中含量最为丰富。富含叶酸的食物有毛豆、蚕豆、华扁豆、龙须菜、菠菜、油菜、西蓝花、卷心菜、甘蓝、胡萝卜等。

如何正确补充叶酸

食物中的叶酸在煮沸、加热烹调过程中极易遭到破坏。在不加热时，人体对叶酸的吸收率约为50%，加热后则可能丧失掉80%～90%的叶酸。因此，想多摄取叶酸，应尽量缩短食物的加热时间。另外，高温、曝晒和长时间放置于室温中，都会破坏食物中的叶酸，所以对于含有叶酸的食物要注意保存方式和烹调方式。

蛋白质——构筑宝宝的生命支柱

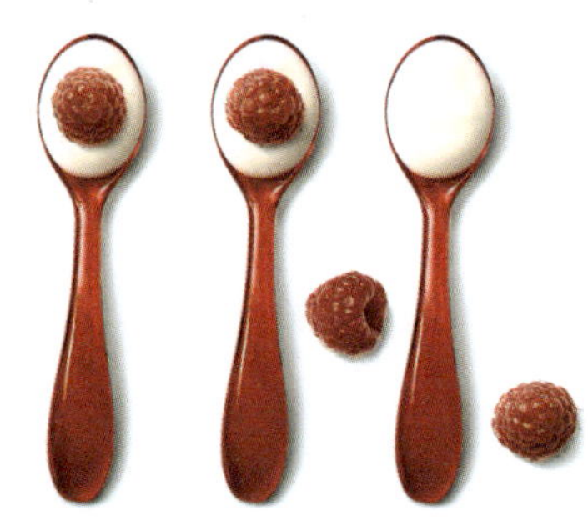

宝宝正处于生长发育期，对蛋白质的需求量相对要高于成年人，应摄取足够的优质蛋白。

宝宝成长离不开蛋白质

蛋白质是构成人体组织、器官的支架和主要物质，是一种复杂的有机化合物，对人体的生命活动起着至关重要的作用。蛋白质约占人体重量的20%，是人体内除水外占比最大的营养素，人体的器官和血液基本都由蛋白质合成。人体内的生理物质如胺类、神经递质、激素、抗体、酶、核蛋白、血液等都离不开蛋白质，人体的肌肉成分及肌肉收缩、运动过程都与蛋白质有关，如果没有蛋白质，人体就不可能“动”起来。

蛋白质的基本单位是氨基酸，日常饮食中的蛋白质在体内经过消化，水解成氨基酸，然后被人体吸收后，重新合成身体所需的蛋白质。因此食物中蛋白质的品质关系到人体蛋白质的合成，宝宝身体的成长发育、大脑的成熟、智力的发育都与摄取食物中蛋白质的质量和数量有密切关系。

 不同食物中的蛋白质

来源于不同食物的蛋白质，其营养价值也不同。动物性食物中的蛋白质营养价值较高，称为高营养价值蛋白质，蛋、奶、肉中所含的蛋白质都是高营养价值蛋白质。植物性食物中的蛋白质营养价值较低，称为低营养价值蛋白质，如玉米、小麦、蔬菜等所含的蛋白质。大豆蛋白质是植物蛋白质中营养价值最高的一种，它与动物蛋白质合在一起统称为“优质蛋白质”。

宝宝每天所需蛋白质有50%左右应来自优质蛋白质。家庭经常食用的动物性食物，大致可分为没有腿的鱼、2条腿的禽及4条腿的家畜。

下面，分别来介绍下它们的特点。

鱼类蛋白质含量很高，为15%～25%，且含人体所需的全部必需氨基酸和宝宝所需的组氨酸。一般来说，海鱼的蛋白质含量比河鱼、塘鱼要高，如小黄花鱼蛋白质含量为29%，带鱼和石斑鱼蛋白质含量均为18%，而河鱼中的草鱼蛋白质含量为17.9%，鲫鱼蛋白质含量仅为13%。鱼肉的肌纤维短而纤细，含水分多，结构疏松，比家畜肉更易消化，蛋白质的吸收率可达85%～90%，尤其适合宝宝食用。鱼肉所含脂肪一般不高，含量为1%～5%，鱼类脂肪以不饱和脂肪酸为主，极易为人体消化吸收，其消化率可达95%以上。鱼类还含有丰富的矿物质，如钙、磷、钾、镁等。与畜肉、禽肉相比，鱼肉所含的碘和磷也高得多。

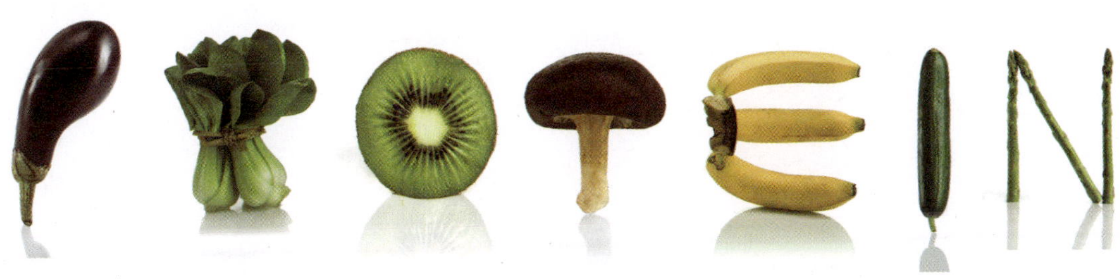

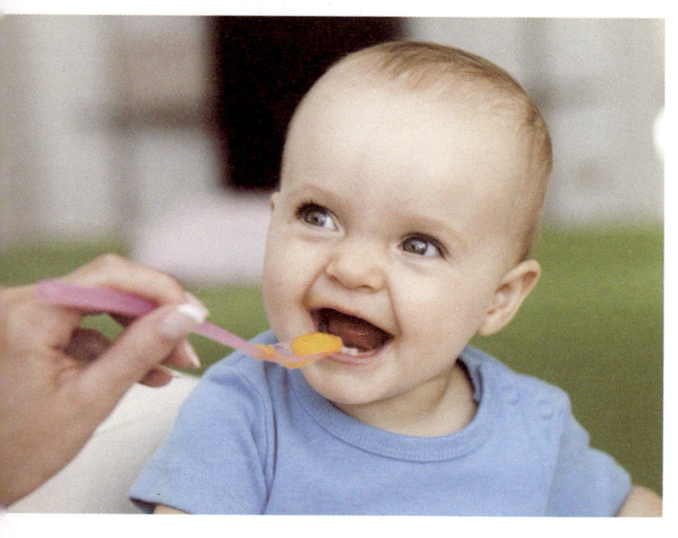

禽肉中蛋白质含量较高，其中鸡肉中蛋白质比例约为20%，鸭肉蛋白质比例为16%～17%，鹅肉蛋白质比例约为10%。鸡肉中鸡胸脯肉的蛋白质含量最高，可与牛肉媲美。而禽肉的脂肪含量比畜肉低，鸡肉脂肪含量为约1.3%，鸭肉脂肪含量约为7.5%，鹅肉脂肪含量约为11.3%，禽类脂肪也易于消化，并均匀地分布在禽类的全身组织中。但要特别指出的是，禽的皮含脂量颇高，因此禽肉的味道比畜肉好。禽类也和家畜一样，其内脏往往含有比肌肉更为丰富的营养素，除蛋白质、脂肪外，还含有更多的维生素、矿物质，特别是肝脏中的维生素A、核黄素和铁的含量都超过肌肉许多倍，其中尤以鸡肝最为突出。此外，鸡血、鸭血如同猪血一样，是含血红素铁丰富的食品。

猪肉中也含有丰富的蛋白质，猪瘦肉中的蛋白质可达17%，且蛋白质的质量很好，所含氨基酸与人体所需几乎相同，为完全蛋白质。猪肉的脂肪因品种和部位不同而不同，平均在10%～30%之间，以饱和脂肪酸为主，胆固醇含量瘦肉最低，肥肉比瘦肉高2～3倍，内脏比瘦肉高4～5倍。猪肉中还含有1%左右的矿物质，如磷和血红素铁等比较丰富，此外还含有丰富的维生素，如B族维生素、维生素A和维生素D。猪内脏的营养价值也很好，富含蛋白质，猪肝、猪心、猪肾的蛋白质都有15%～19%之多，尤其是猪肝，含血红素铁最高，吸收率也高。肉类中还含有一种被称为“肉因子”的物质，可促进植物性食物中的非血红素铁的吸收，因此红色的肉是防止缺铁性贫血的理想食物。牛肉所含蛋白质比猪肉略高，脂肪含量低于猪肉。羊肉中蛋白质含量与猪肉相似。

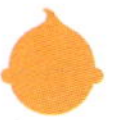

如何正确补充蛋白质

婴儿时期是儿童生长发育最迅速的关键时期，需要摄取足够的营养，尤其是蛋白质，年龄越小，对蛋白质的需求相对越多。相信每一位父母都知道蛋白质的重要性，可是一味追求高蛋白质却会给宝宝身体带来负担。那么宝宝究竟需要多少蛋白质呢？该如何正确给宝宝补充蛋白质呢？

宝宝到了6个月的时候，母乳中的蛋白质逐渐满足不了婴儿生长发育的需求，需要添加辅食，这对婴儿的良好发育极为重要。宝宝蛋白质补充的最佳途径是食补，父母可根据宝宝的生长发育特点，选择富含蛋白质的各种食物进行合理的辅食搭配，科学烹调，满足婴儿对蛋白质的需求。

婴儿需要蛋白质的量相较成人为多，因为他们不但需要补充消耗的蛋白质，还需要利用蛋白质构成新组织。母乳喂养的婴儿，每千克体重每天需要蛋白质2.0克（100毫升母乳中蛋白质含量1.2克），而牛乳喂养的婴儿约需3.5克（100毫升牛乳中蛋白质含量为3.5克），其他代乳品或植物蛋白因其生物学价值较低，需要量更高，为每天每千克体重4.0克。

人工喂养的婴儿则应选择与母乳营养相近而又易被婴儿消化的蛋白质食品，在目前常用的代乳品中，以牛奶、羊奶为原料的配方奶粉为首选。这些乳类食品不足时，鱼肉亦可作为代替奶类的优质蛋白质食品。因为鱼肉中的氨基酸组成对于婴儿最合适。

1～3岁的宝宝每天需要蛋白质35～40克。就蛋白质的需求而言，宝宝每天进食400～500毫升奶制品、1个鸡蛋、30克瘦肉就可以了。为了使食物多样化，可以每周吃1～2次鱼、虾，2次豆制品，平时可以将鸡肉、鸭肉、牛肉、猪肉变换着吃。

给宝宝补充蛋白质的技巧

两种或多种来源的蛋白质同时食用时，其中所含的必需氨基酸可以相互取长补短，使混合蛋白质的营养价值提高，这称为蛋白质营养互补作用。例如，谷类食物蛋白质缺乏赖氨酸，而豆类蛋白质赖氨酸丰富，二者混合食用，蛋白质的营养价值就得到了提高。

宝宝食用蛋白质的前提是保证足够的热量。如果宝宝热量供应不足，身体将消耗蛋白质来作为能源，对蛋白质是极大的浪费。热量一般来自谷物（如大米、小麦、玉米、大麦、燕麦、高粱等）、水果（如甘蔗、甜瓜、香蕉、葡萄等）、干果类、豆类、根茎菜类（如胡萝卜、土豆、地瓜等）和糖类。因此，父母给宝宝准备食物时，不能只让宝宝吃肉、奶、蛋，还要吃一些有热量的食物，可以谷类等作为主食，并适当补充水果和干果，才能不浪费蛋白质，保证蛋白质的营养价值。

由于人体不能储存蛋白质，如果一次食用的蛋白质过量，必然造成浪费，而且还会增加肾脏代谢的负担。而某一餐食物里若没有足够的蛋白质，也会造成宝宝身体乏力、没有精神，长期如此会导致体重下降、免疫力减弱、发育不良、记忆力减退等。因此父母应注意让宝宝的一日三餐都含有优质的蛋白质。

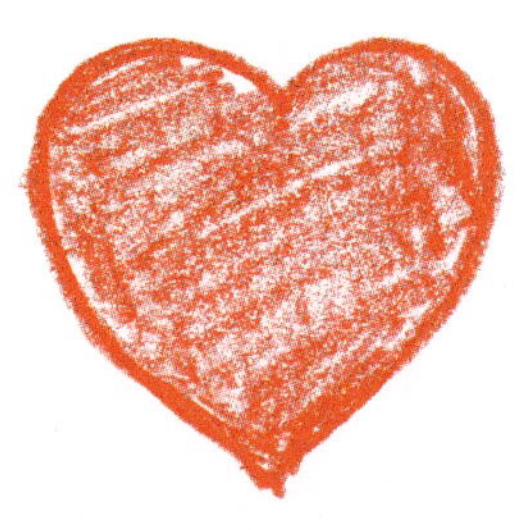

给宝宝补充蛋白质的误区

父母给宝宝补充蛋白质时，往往存在着错误观念。虽然蛋白质对宝宝非常重要，但是也不能盲目补充。给宝宝补充蛋白质有两大误区，需要父母注意。

误区一：过多补充优质蛋白

有些父母认为摄入蛋白质非常重要，优质高蛋白食物当然是越多越好，因此给宝宝冲调过浓的牛奶，每顿饭都有牛肉、鸡肉、鱼虾，让宝宝每天吃3个以上鸡蛋等。其实这种刻意追求补充优质蛋白质的做法并不可取。蛋白质摄入过多容易增加宝宝肾脏负担，造成钙质的流失，让宝宝增加饱腹感，影响其他食物的摄入，造成营养失衡。此外，过浓的牛奶会使宝宝血液中的钠浓度升高，引发血压上升，增加肾脏负担。海鲜等高蛋白食物摄入过多，可能导致消化功能紊乱，引发宝宝患蛋白质过敏症，将海鲜、肉类、浓牛奶同时食用，更容易引起严重的过敏症状。

因此，父母给宝宝补充蛋白质时，要考虑营养搭配和平衡，不能以蛋白质食物作为主食。每顿饭既要从肉、蛋、奶、鱼中摄取优质蛋白，也要从其他食物中摄取一般蛋白，同时还要搭配谷物、瓜果、蔬菜、干果等食物。

误区二：给宝宝额外补充蛋白粉

有些父母担心宝宝蛋白质补充不足，因此使用蛋白粉给宝宝进行补充，认为这样既省心省事，又不会缺乏营养。其实这种做法也不正确。

一般来说，蛋白粉是为成年人中的特殊人群准备的，如身体过于瘦弱、肠胃对肉类食物消化不良等人群。这样的人群对蛋白质有特殊需求，在日常饮食中无法获取足够的蛋白质，因此需要额外补充蛋白粉。蛋白粉的蛋白质含量非常高，对身体迅速成长发育的宝宝来说，摄入量很难控制，容易造成摄入超标，影响宝宝正常发育。身体健康的宝宝每天从奶制品和辅食中可以补充蛋白质，父母不应给宝宝食用蛋白粉代替正常高蛋白食物。另外，蛋白粉的原料中会配合一些添加剂，成年人食用对身体影响不大，但宝宝发育尚未成熟，这些物质可能会引发一些意想不到的问题。

碳水化合物——宝宝能量的供应站

Chapter 4

碳水化合物亦称糖类化合物，是快速能量来源，也是一切生物体维持生命活动所需能量的主要来源。

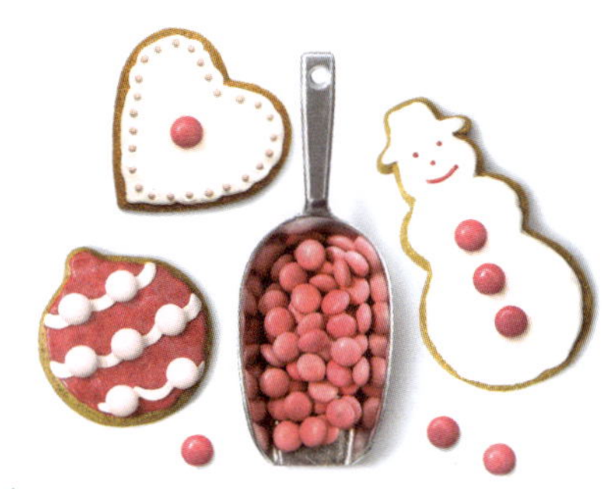

 宝宝发育离不开碳水化合物

碳水化合物能促进宝宝的生长发育，如果供应不足会出现低血糖，容易发生昏迷、休克，严重者甚至死亡。碳水化合物的缺乏还会增加蛋白质的消耗而导致蛋白质的不良利用。但是饮食中糖类的摄取过量又会影响蛋白质的摄取，使宝宝的体重猛增，肌肉松弛无力，常表现为虚胖，抵抗力下降，易患各类疾病。

碳水化合物的摄入量与主副食结构、膳食习惯及消费水平等因素有关。日供给量通常以糖类所产生的能量占当日总能量的百分比来表示。

对宝宝来说，三种产热营养素所提供的能量之间应维持一定的比例，即蛋白质、脂肪、碳水化合物所提供的能量的比例分别为：12%～15%、25%～30%及50%～63%，三者简化比则为：1：2.5：4.5。膳食碳水化合物能量大于总能量的80%或低于40%是不利于健康的两个重要界值。

宝宝大脑能量的主要来源就是葡萄糖，在宝宝不需要能量的时候，摄入的碳水化合物会被当作葡萄糖储存在肝脏中备用。葡萄糖的量如果超过了肝脏的承受力，过量的葡萄糖就会被转化成身体中的脂肪。当身体需要更多燃料时，脂肪会再次被重新转化为葡萄糖来供给身体运转。如果宝宝体内的葡萄糖过多，就需要维生素B来帮助燃烧。如果碳水化合物摄入过量就有可能造成维生素B缺乏。所以在给宝宝吃含有碳水化合物的食物时，也最好同时给宝宝补充维生素B。

特殊的碳水化合物：膳食纤维

膳食纤维是一种特殊的碳水化合物，分为两个类型：水溶性纤维与非水溶性纤维。大麦、豆类、胡萝卜、柑橘、燕麦、燕麦糠等都富含水溶性纤维，摄入水溶性纤维，可以减缓消化速度，迅速排泄胆固醇，控制血液中的血糖和胆固醇平衡。非水溶性纤维包括纤维素、木质素和一些半纤维，富含非水溶性纤维的食物有小麦糠、玉米糠、芹菜、果皮和根茎蔬菜等。

膳食纤维对宝宝的作用

宝宝每天摄取适量的膳食纤维，对身体健康的益处主要有以下几点：

1. 膳食纤维具有强大的吸水功能，宝宝食用膳食纤维，可使肠道中粪便的体积增大，加快粪便的排泄速度，减少毒素和有害物质接触肠壁的时间。

2. 膳食纤维具有细菌发酵功能，在肠道中容易被细菌发酵分解，酵解后产生短链脂肪酸，促进有益菌的生长，可以促进宝宝肠道蠕动、减少胀气，从而避免或改善宝宝便秘。

3. 一般来说，纤维素的比重小但体积大，富含纤维素的食物，在宝宝的胃肠中与水结合会发生膨胀，占据较大肠胃空间，使宝宝有饱食感，有利于肥胖宝宝减少进食量，降低体重。

4. 膳食纤维具有清洁牙齿和按摩牙龈的功能，宝宝食用适当硬度的膳食纤维食品，可以增加牙齿和牙周组织的抗病能力，促进牙齿正常发育，增强抗龋力。另外，膳食纤维多是粗粮，可以让宝宝学会细嚼慢咽，促进唾液分泌，减少食物黏附，避免形成牙菌斑，能起到护齿作用。

如何正确补充膳食纤维

对于宝宝来说，膳食纤维也是一种必不可少的营养素，宝宝的肠胃功能比较柔弱，6个月以后的宝宝会逐步添加辅食，随着辅食种类、数量的增加，不爱喝水的宝宝容易出现上火、便秘的情况。适量食用一些富含膳食纤维的食物，有助于宝宝形成正常的排便规律，改善肠道有益菌的生长环境，有效促进肠道蠕动，软化大便，减少宝宝便秘，使宝宝的肠道更健康。

父母给宝宝添加膳食纤维时一定要注意不能摄入过多，否则也会对健康产生危害。宝宝大量补充膳食纤维，可能导致低血糖反应，降低蛋白质的消化吸收率，影响钙、铁、锌等元素的吸收，导致胃排空延迟，甚至出现“胃轻瘫”症状。

因此，父母在给宝宝补充膳食纤维时，注意千万不要矫枉过正，应该做到食物多样，粗细搭配。

给宝宝补充膳食纤维的常规方法是添加富含粗纤维的谷物粥，并在粥里添加一点新鲜的甜味水果，以增加香味和口感。宝宝每天早上吃适量的粗纤维谷物粥，基本上可以满足一天对膳食纤维的需求。另外，在宝宝的汤、炖菜、炒饭中添加一些磨碎的豆类也可以提高膳食纤维的含量。

食物摄入过量，当心宝宝变成小胖子

从中国宝宝的饮食结构来看，缺乏碳水化合物的情况比较少见，食物摄入过量的胖宝宝非常普遍。许多父母认为胖才是宝宝健康的标志，其实这种看法是错误的。正常发育的宝宝在每一个年龄段都有不同的身高体重标准，一般来说，超过标准体重10%就应该引起父母的警惕，超过标准体重20%就是不健康的肥胖。

肥胖的宝宝多是营养过剩，体内蓄积了过多的脂肪，宝宝肥胖有很多害处：

1. 肥胖使宝宝的脂肪细胞数量增加，到了成年之后更容易患肥胖症，并且很难减肥成功。

2. 宝宝肥胖使得体内脂肪比例增高，酸性代谢物排泄不充分，体内蓄积脂肪量增大，会令宝宝感觉疲困、乏力、贪睡、不愿动。

3. 宝宝肥胖会导致水、糖、脂肪代谢紊乱，出现高胰岛素血症，会有异常强烈的饥饿感，因此更容易嘴馋贪吃。

4. 宝宝肥胖还会引发高血脂、脂肪肝、高血压等病症，还会出现X形腿、O形腿、扁平足等。会使宝宝身体抵抗力减弱，容易患消化及呼吸道疾病，一些宝宝会因肥胖造成性发育障碍，甚至导致成年之后生殖障碍。

5. 宝宝肥胖会在一定程度上影响头脑

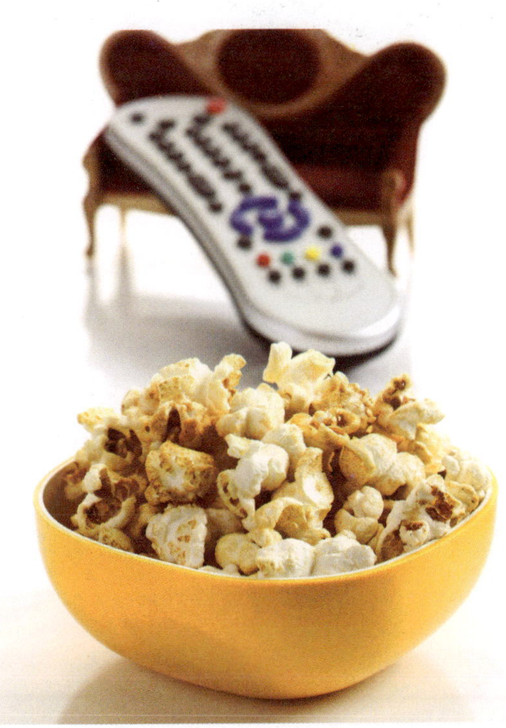

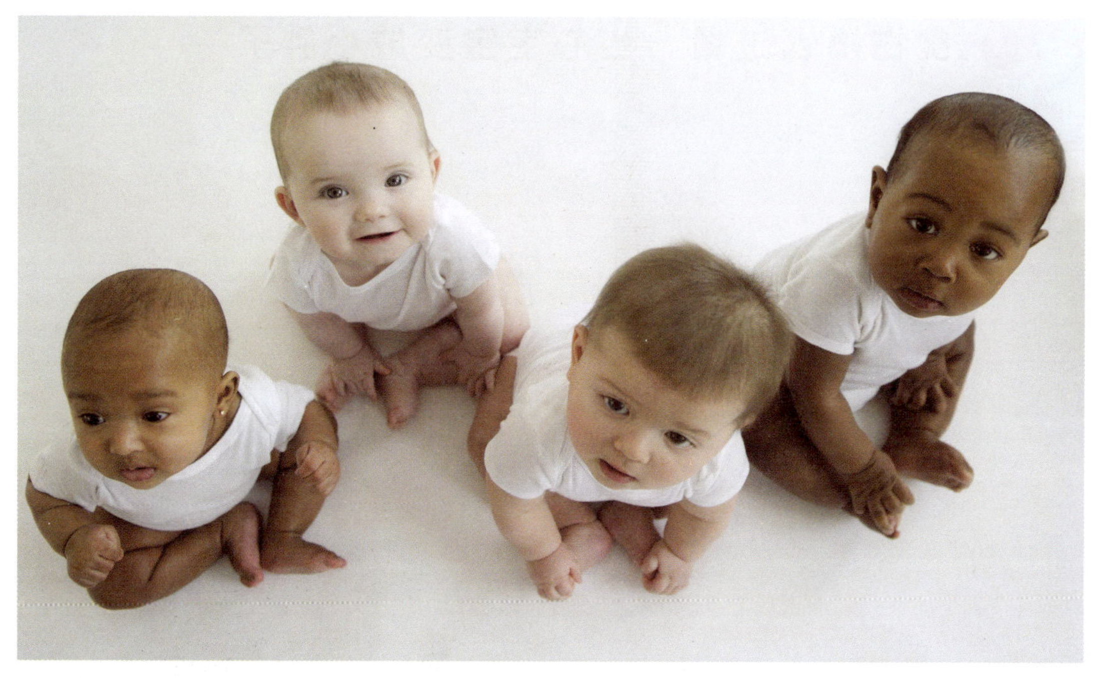

发育从而影响宝宝的反应能力。这是因为过度肥胖会造成呼吸系统功能下降，血液中二氧化碳浓度过高，导致大脑皮层严重缺氧，造成宝宝注意力不易集中，从而影响智力发育。

6. 肥胖也会在宝宝生长发育的过程中引发心理上的压力，有时宝宝会出现自卑、孤僻、性格扭曲等问题，甚至导致宝宝出现严重的心理发育障碍。

因此，肥胖并不是宝宝健康的标志，肥胖会让宝宝养成惰性，贪吃又贪睡，父母不重视，宝宝就会越来越胖，形成恶性循环，宝宝就会失去活泼好动的天性。过于肥胖的宝宝，成年之后90%会变成大胖子。

宝宝是否肥胖很大程度上取决于父母的喂养认知，一些父母担心宝宝缺营养，采取填鸭式的喂养方法，除了一日三餐添加丰富的辅食之外，还让宝宝多吃。有些父母对肉类蛋白质和垃圾食品比较警惕，不给宝宝多吃，但对米粉、大米、白面、甜水果、白糖、干果等食物却没有限制，认为这些食物营养健康，宝宝吃得越多越好。其实，除了蛋白质、脂肪、垃圾食品能引发宝宝肥胖，碳水化合物摄入过多，宝宝也会变成小胖子。

 如何科学控制宝宝的热量摄取

父母在给宝宝准备饭菜时，除了要考虑食物的种类外，还要考虑热量的摄入量，不能给宝宝添加过多的高热量食物。宝宝每天获取热量的50%～60%都来自碳水化合物，但由于碳水化合物的种类不同，因此父母更应该慎重选择宝宝辅食。

1. 宝宝每天可以食用适量的牛奶和水果，但不要给宝宝吃糖或其他甜味剂，否则会造成宝宝体内囤积过多的热量，对宝宝健康有害。在宝宝初添加辅食时，可以提供米粉等谷类食物，以后再适当添加土豆泥、胡萝卜泥及蔬菜泥。随着年龄的增长，可逐渐增加粗粮。

2. 宝宝每顿辅食要讲究一定的搭配比例，蛋白质、脂肪、碳水化合物均应适量，哪一种超量都有可能导致肥胖。一般来说，宝宝需要的碳水化合物比成人更多，1岁内的宝宝每天每千克体重需要12克碳水化合物，2岁以上的宝宝每天每千克体重需要10克碳水化合物。碳水化合物摄入超过标准量，也会引起宝宝肥胖。

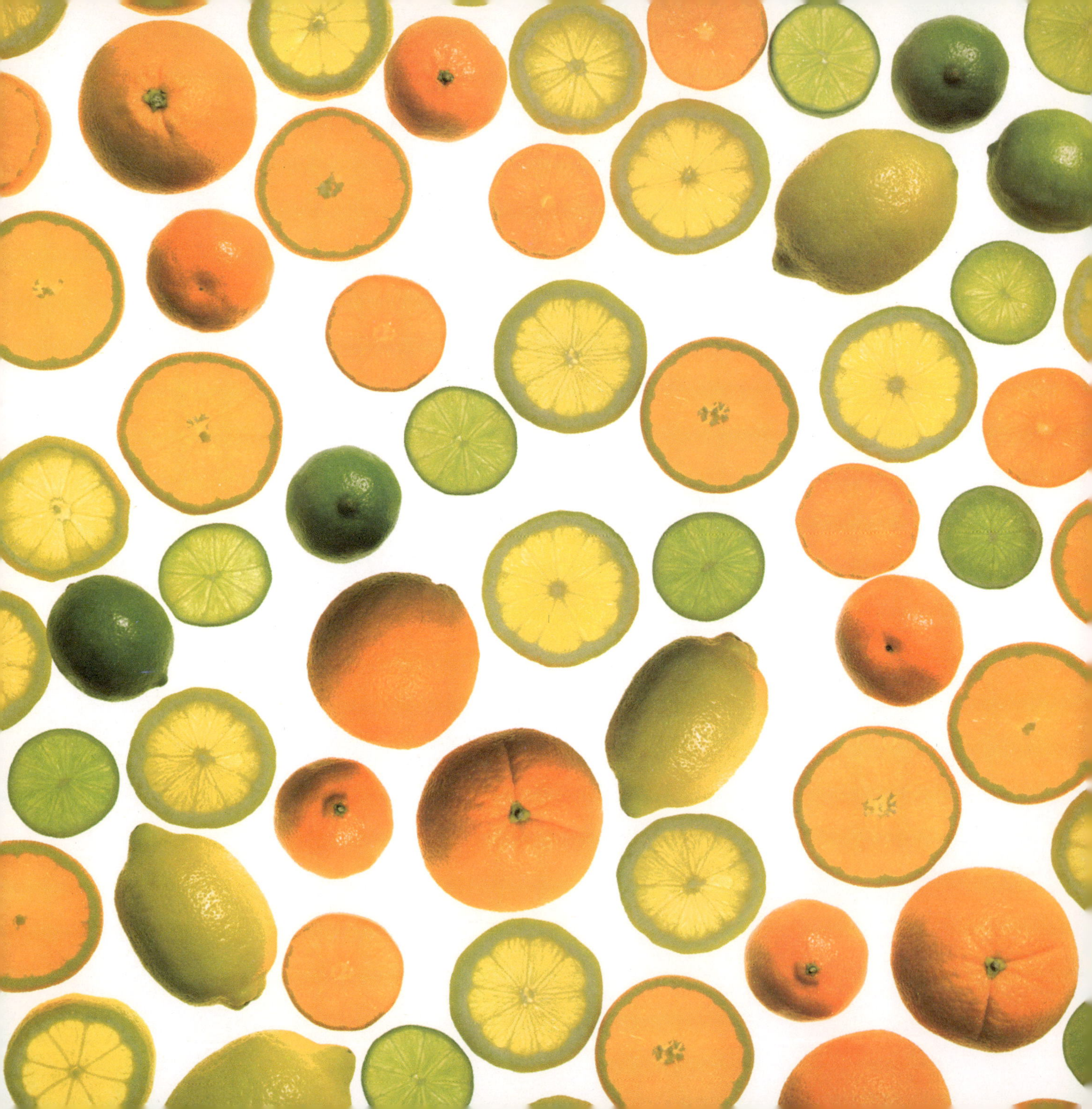

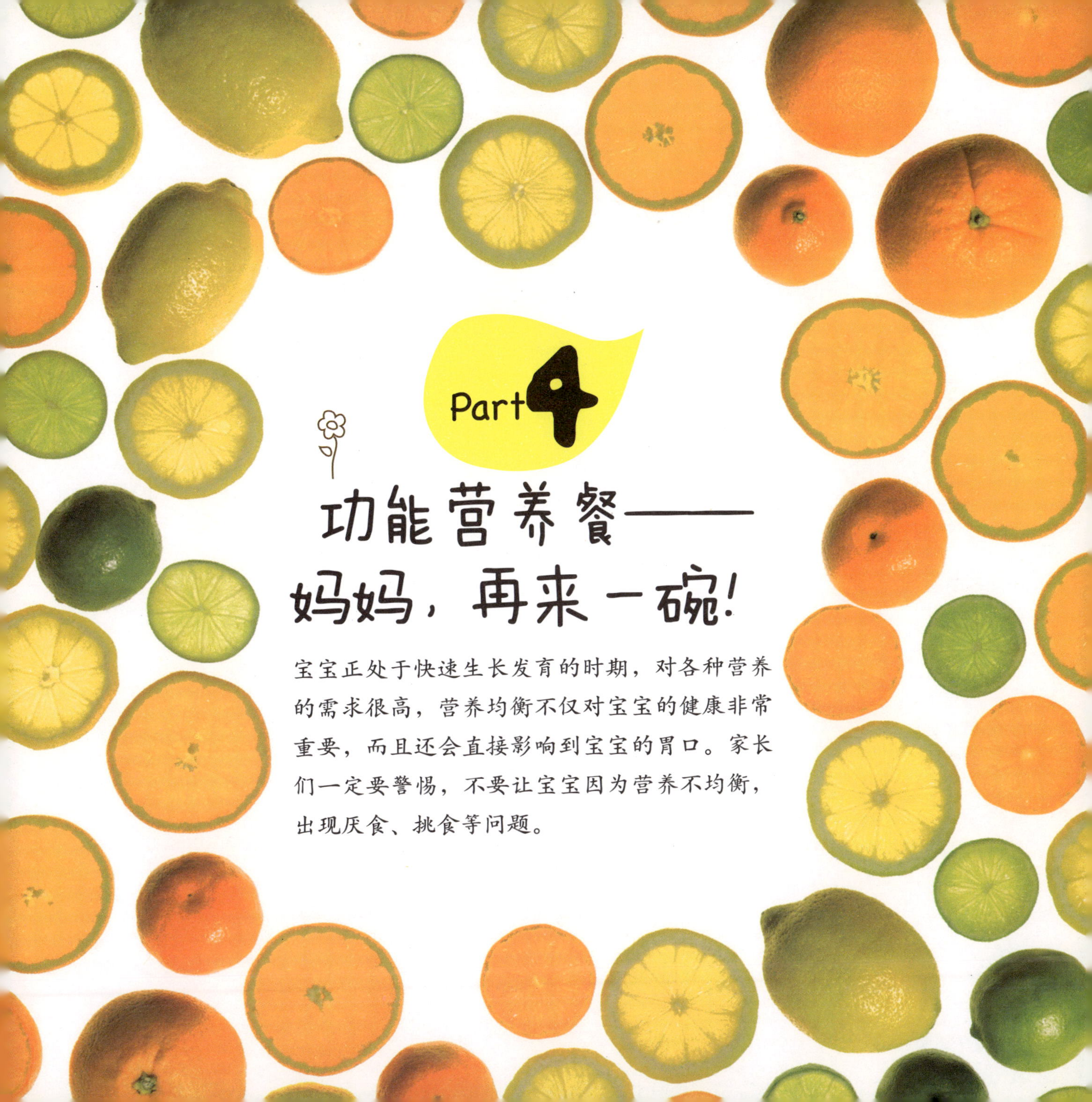

Part 4

功能营养餐——妈妈，再来一碗!

宝宝正处于快速生长发育的时期，对各种营养的需求很高，营养均衡不仅对宝宝的健康非常重要，而且还会直接影响到宝宝的胃口。家长们一定要警惕，不要让宝宝因为营养不均衡，出现厌食、挑食等问题。

Chapter 1 补锌食谱——促进宝宝发育

鲜茄煮牛肉

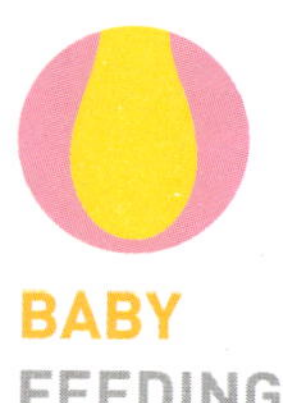

■材　料

牛肉……300克
番茄……200克

■调　料

葱、洋葱、白糖……各5克
生抽……1勺
盐……1克
淀粉、高汤、植物油……各适量

■做　法

1 牛肉洗净，切片，放入生抽、淀粉拌匀，用油煸炒后上盘备用。
2 番茄洗净，切块；葱、洋葱分别洗净，切末。
3 油锅烧热，加葱末、洋葱末爆香，再放入番茄块，加盐、生抽、白糖和高汤炒，炒熟后起锅，淋在牛肉上即可。

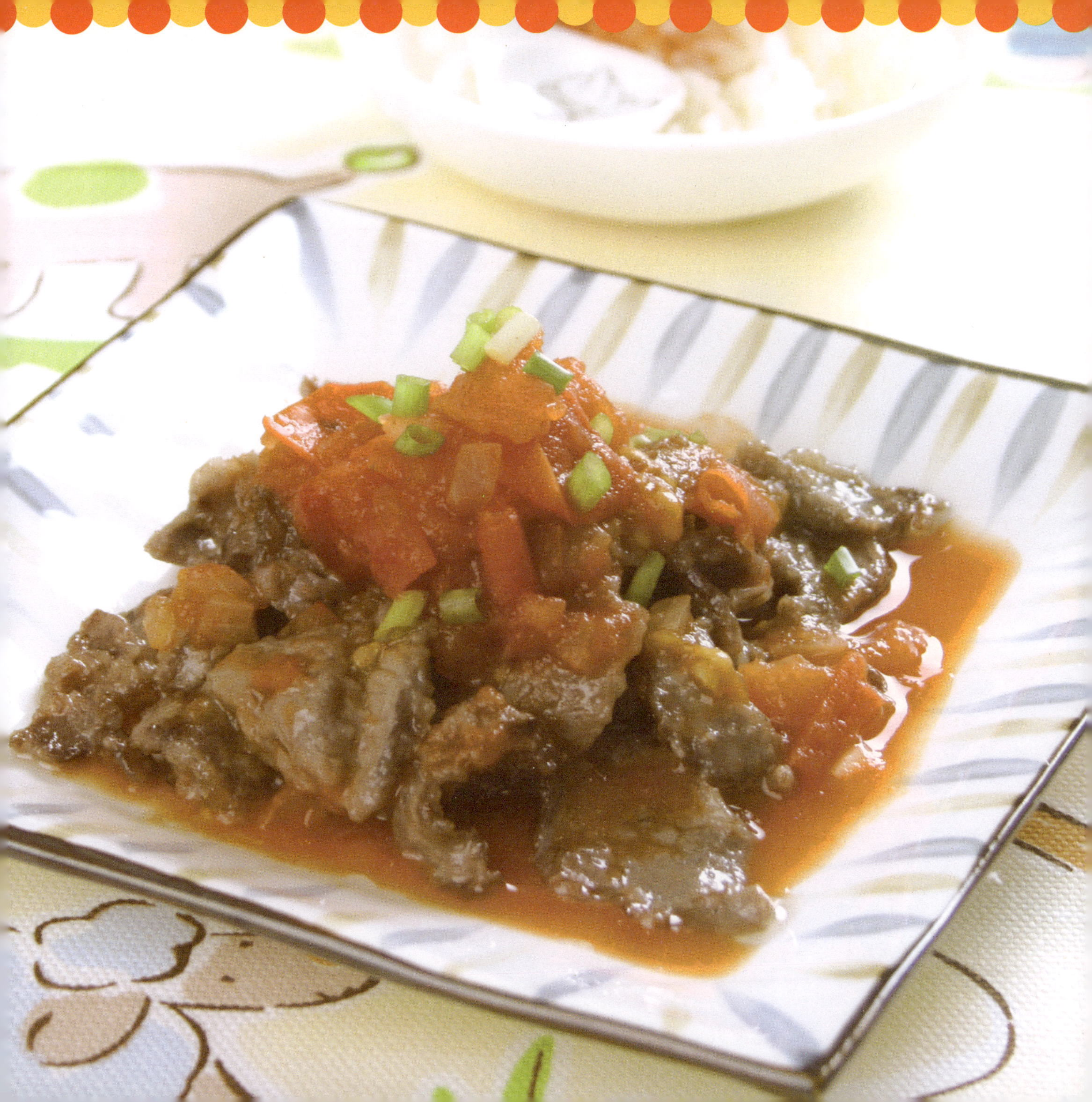

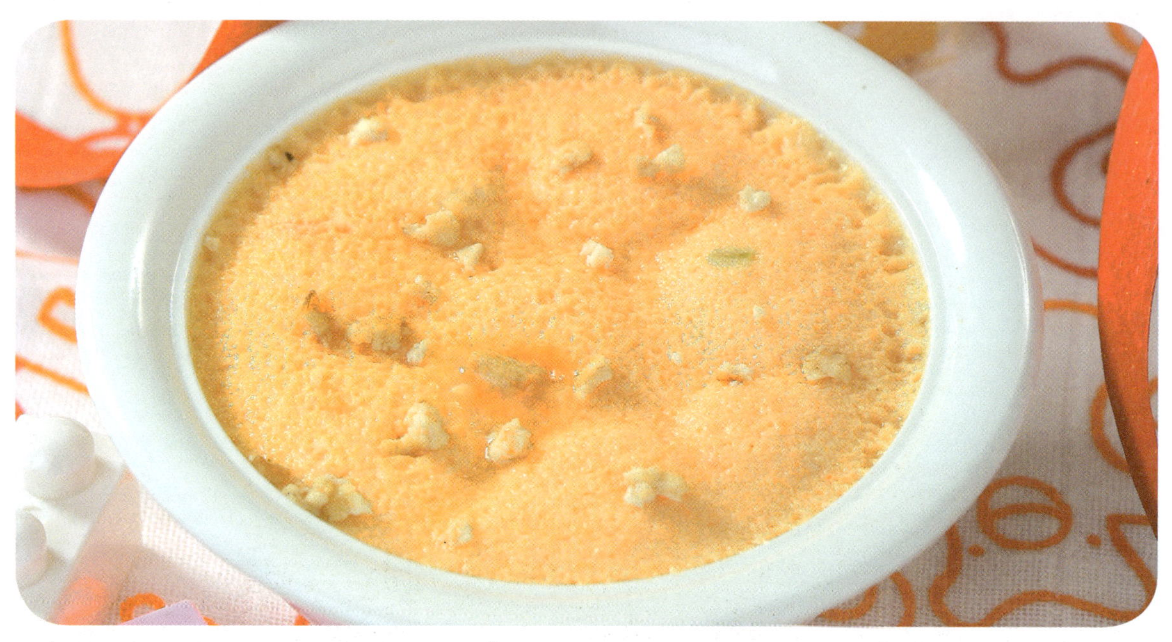

三味蒸蛋

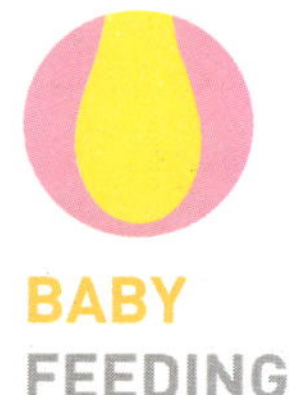

■材　料

鸡蛋……………………………………1个
豆腐、鸡肉末、胡萝卜………各50克

■调　料

海米汤、盐………………………… 各少许

■做　法

1 豆腐洗净，放入沸水锅中煮一下，捞出，沥干，放入碗内，研成碎末；胡萝卜去皮，去根、蒂，洗净，用粉碎机粉碎成末；鸡蛋打入碗内打散。

2 将鸡肉末、豆腐末和胡萝卜末倒入蛋汁碗中搅匀，放入海米汤、盐，搅匀，放入蒸锅内蒸10～15分钟即可。

虾酱鸡肉豆腐

■ 材　料

南豆腐……………………………250克
鸡肉 ……………………………100克

■ 调　料

植物油、香油…………………… 各适量
虾酱、盐 ………………………… 各1克
葱花、香菜末…………………… 各5克

■ 做　法

1 南豆腐洗净，放入沸水锅中煮3分钟，捞出晾凉，碾碎；鸡肉洗净，煮熟，切碎。

2 油锅烧热，放入虾酱、部分葱花，放入南豆腐碎、鸡肉碎，大火快炒3分钟，然后放适量盐调味。

3 待豆腐炒至干松后，撒入香菜末和剩余葱花，淋少许香油即可。

Tips

豆腐与蜂蜜同食，容易造成消化不良；豆腐也不能与萝卜一起吃，同食会增加宝宝患甲状腺肿大的可能性。

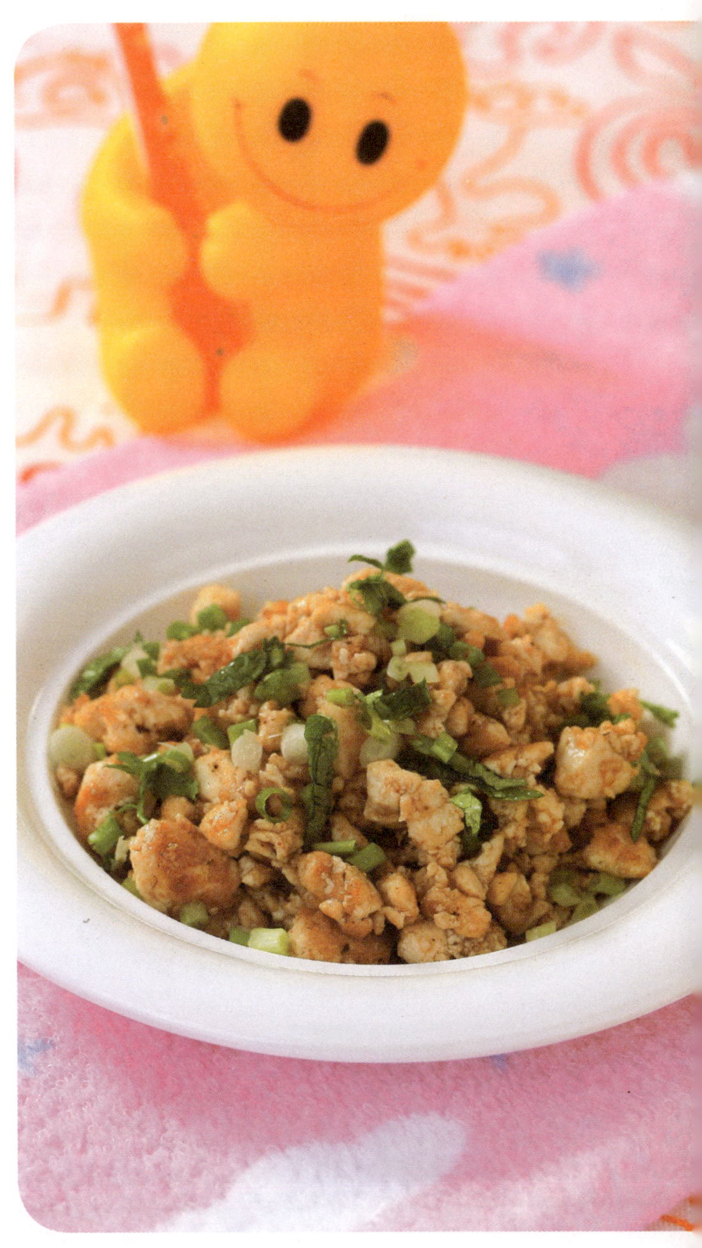

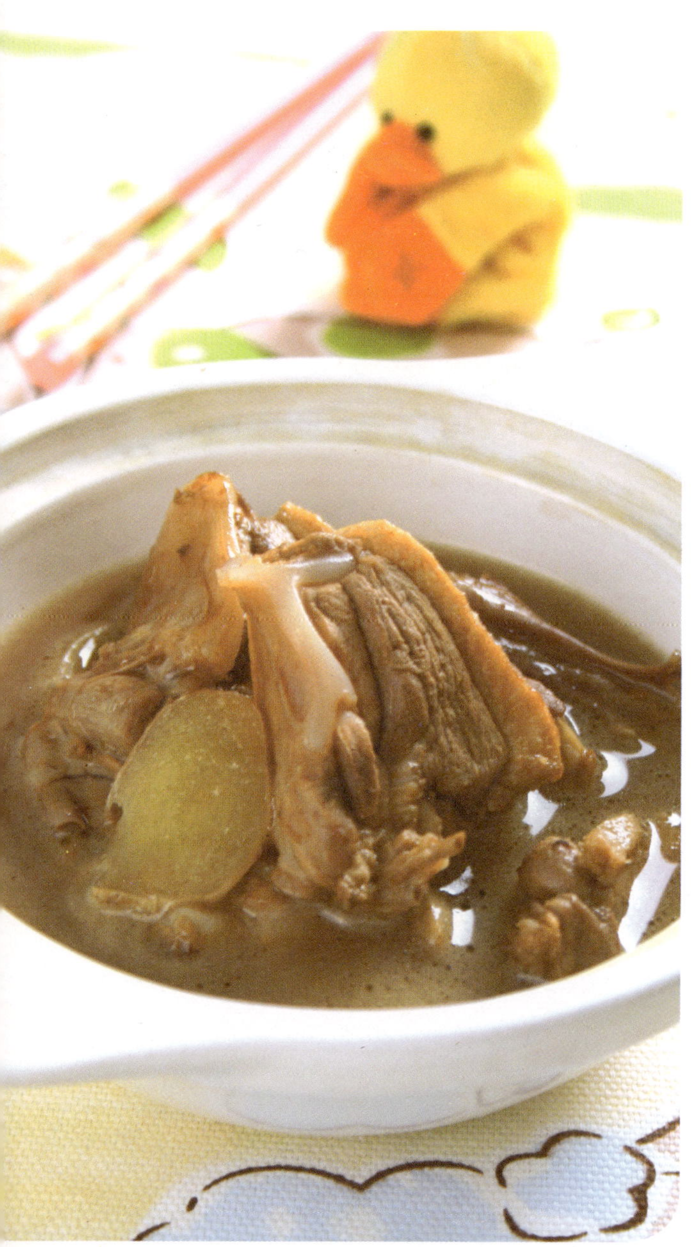

酱烧鸭糊

■材　料

鸭肉……750克

■调　料

葱段、姜片……各50克
甜面酱……75克
植物油、酱油、盐、味精……各适量

■做　法

1 鸭子洗净，切成小块。

2 油锅烧热，放甜面酱炒出香味，把鸭块、酱油一起入锅煸炒，待鸭块上色后，加适量水，把盐、味精、葱段、姜片放入烧沸，改为小火慢慢烧，等到鸭块酥烂时将汁收稠，即可装盘。

Tips

鸭肉性质偏凉，容易上火、燥热、咽干口渴的宝宝可以用鸭肉代替鸡肉，起到清补作用。在夏秋季节食用鸭肉有滋阴补血的效果。

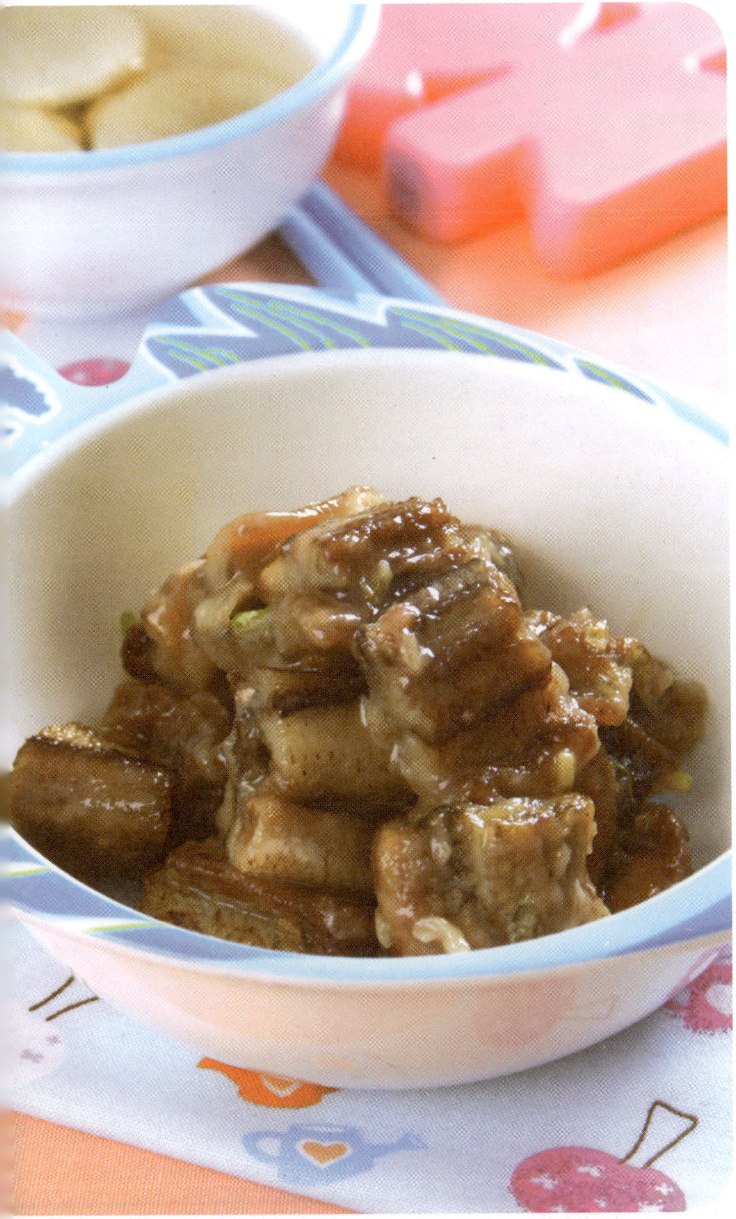

爆炒鳝段

■材　料

鳝段……400克

■调　料

蒜末、葱花、姜末……各5克
白糖……10克
酱油、醋……各1勺
植物油、水淀粉……各适量

■做　法

1 鳝段洗净，去骨切片，拍上淀粉备用。
2 油锅烧热，下鳝段滑散，炸至皮脆时捞出。
3 底油烧热，加蒜末、葱花、姜末煸香，倒入鳝段略炒，加白糖、酱油、醋炒匀，用水淀粉勾芡即可。

Tips

鳝鱼中含有丰富的DHA和卵磷脂，它们是构成人体各器官组织细胞膜的主要成分，而且是脑细胞不可缺少的营养，对宝宝大脑发育有好处。

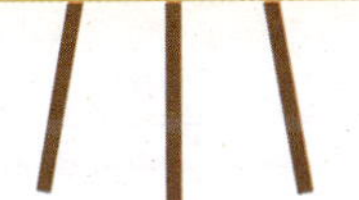

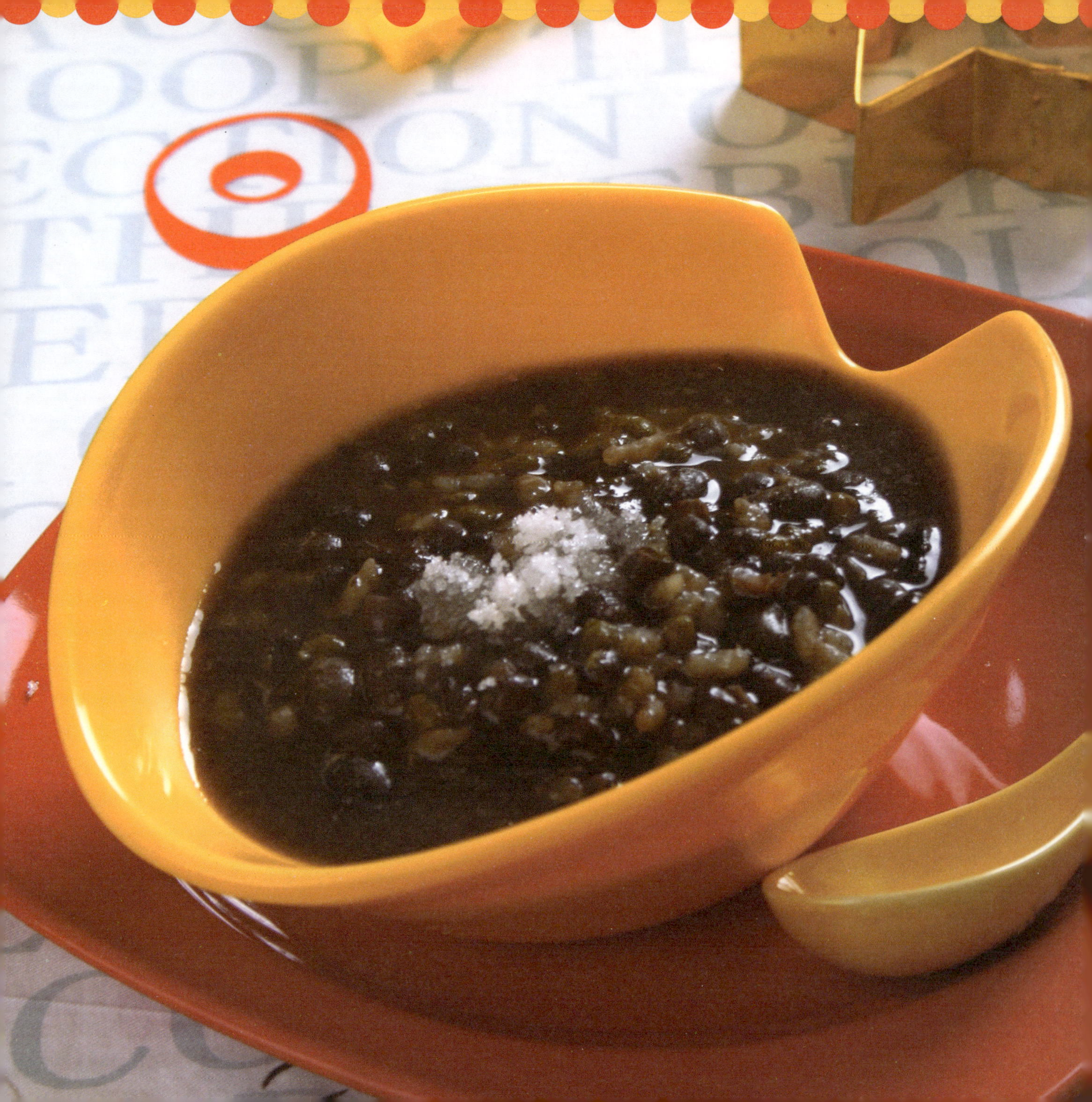

三豆粥

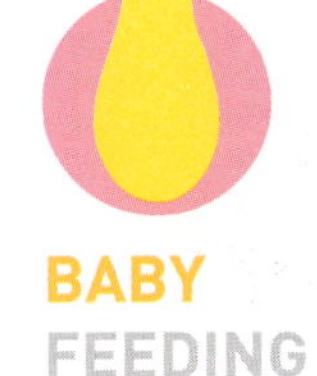

■材　料

绿豆、黑豆、红小豆、大米 ……………… 各30克

■调　料

白糖 ……………………………………………… 5克

■做　法

1 绿豆、黑豆、红小豆、大米分别洗净，放入清水中浸泡2小时。

2 锅置火上，放入绿豆、黑豆、红小豆、大米和适量清水，大火煮沸，再转小火煮至豆烂粥熟，加入适量白糖调味即可。

Tips

黑豆具有高蛋白、低热量的特性。黑豆皮提取物能够提高机体对铁元素的吸收，带皮食用黑豆能够改善贫血症状；红豆含有较多的膳食纤维，具有良好的润肠通便、降血压、降血脂、调节血糖、解毒抗癌、预防结石、健美减肥的作用；绿豆中所含蛋白质和磷脂均有兴奋神经、增进食欲的功能，为机体许多重要脏器增加营养所必需。

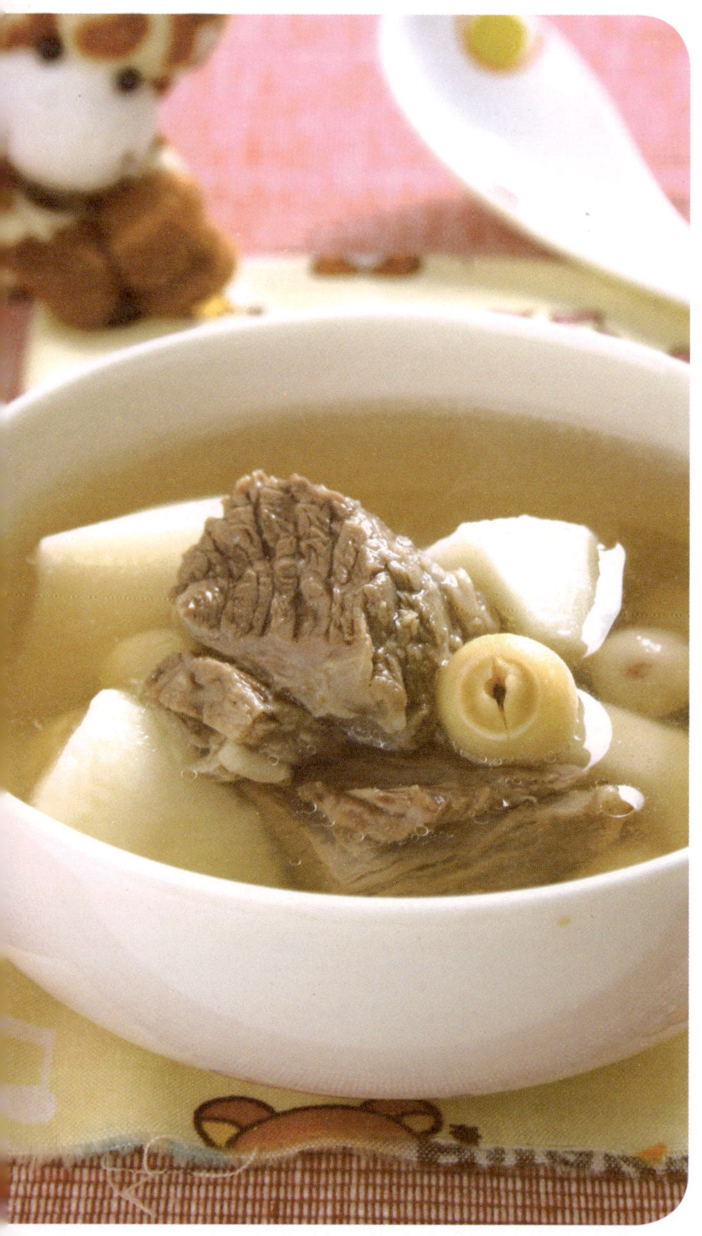

牛肉莲汤

材　料

牛肉……300克

去芯莲子、山药……各20克

调　料

植物油、香油、姜片……各适量

盐……1克

做　法

1 牛肉洗净，切块，用姜片和植物油腌渍10分钟；莲子洗净；山药去皮，洗净，切块。

2 将牛肉块、莲子、山药块放入锅中，加适量清水，用大火煮沸，再改用小火慢炖，炖至牛肉酥烂，用香油和盐调味即可。

Tips

牛肉的营养价值仅次于猪肉，牛肉蛋白质含量高，而脂肪含量低，味道鲜美，受人喜爱，享有“肉中骄子”的美称。

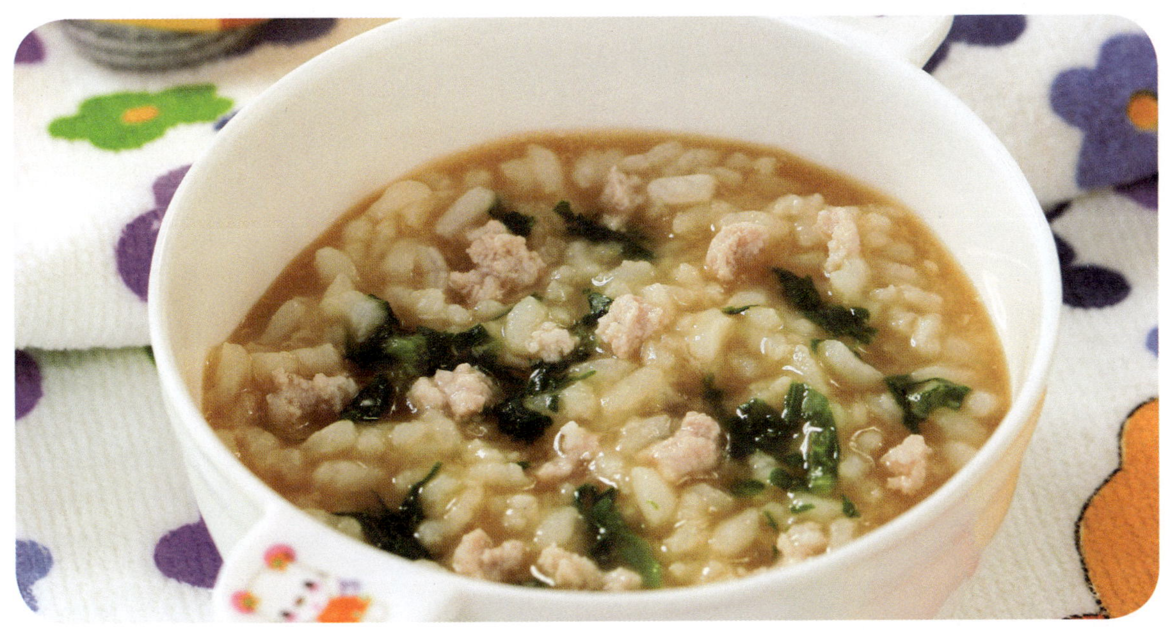

猪肉青菜粥

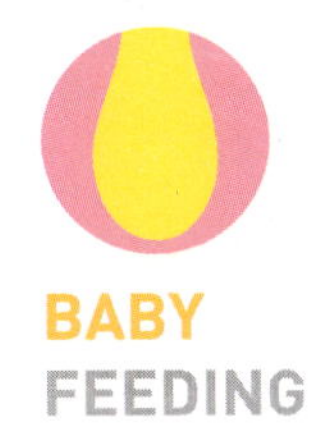

■材　料

大米、青菜……各50克
猪肉……30克

■调　料

葱末、姜末……各5克
盐……1克
酱油……1勺
植物油……适量

■做　法

1 大米洗净；猪肉、青菜分别洗净，剁成末。
2 锅内放入大米和适量清水，大火烧沸后，改用小火熬煮。
3 油锅烧热，放入猪肉末翻炒，加入葱末、姜末、酱油、盐翻炒，放入青菜末翻炒片刻，放入米粥锅中同煮10分钟即可。

补铁食谱——提高宝宝造血机能

猪肝粥

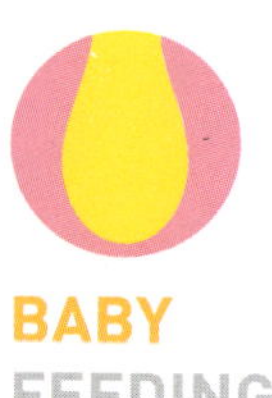

■材　料

大米……100克
鲜猪肝……150克

■调　料

植物油、淀粉……各适量
盐……1克
味精、葱花、姜末……各5克

■做　法

1 大米洗净，用清水泡1小时；猪肝洗净，切成薄片，放入碗内，用淀粉、葱花、姜末和少许盐腌一会儿，搅拌均匀。

2 油锅烧热，放入猪肝片，煎约1分钟，捞出。

3 锅内加水烧沸，放入大米，小火熬煮20分钟，放入猪肝片，继续煮至粥熟，放入味精、剩余的盐调味即可。

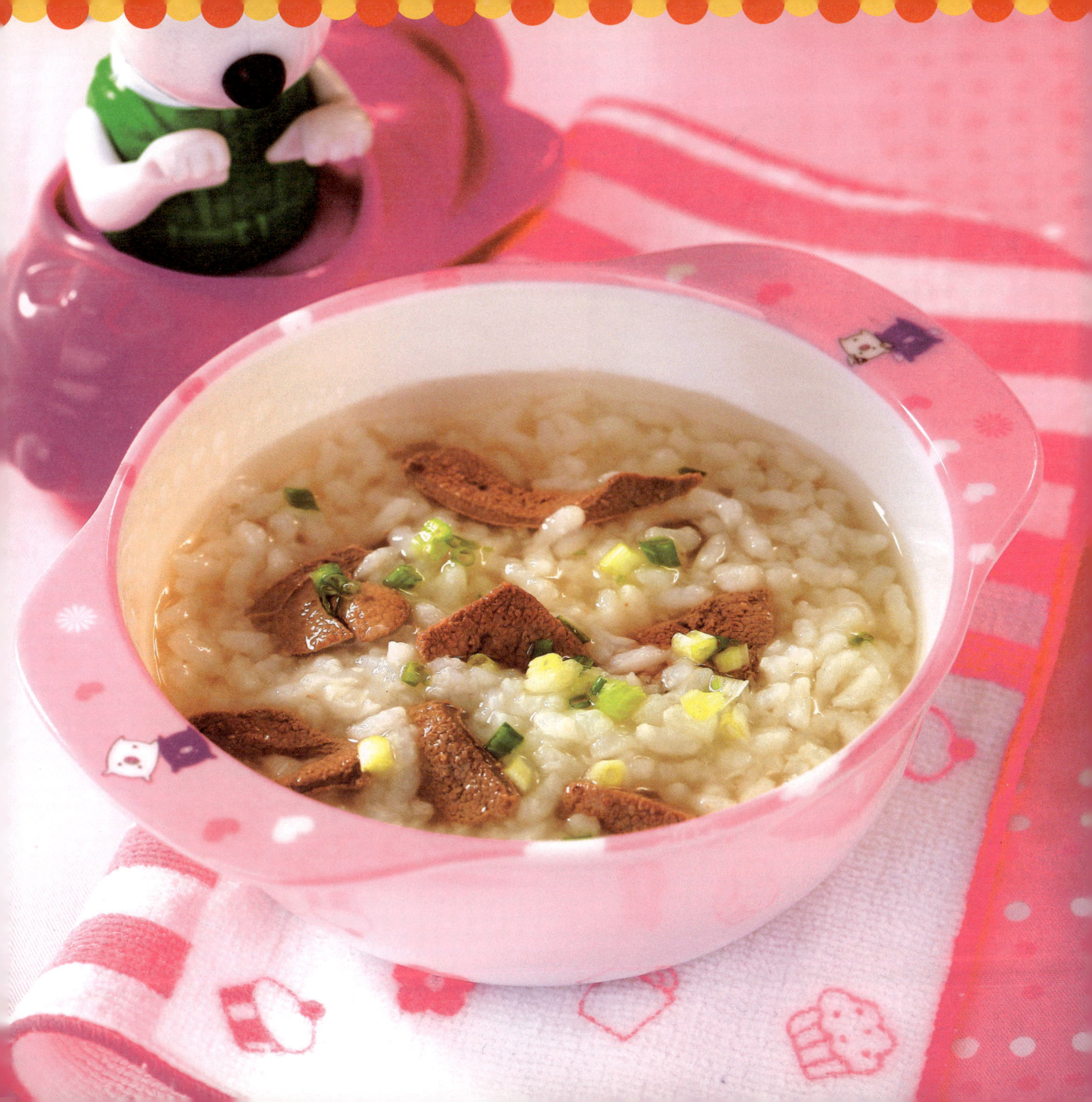

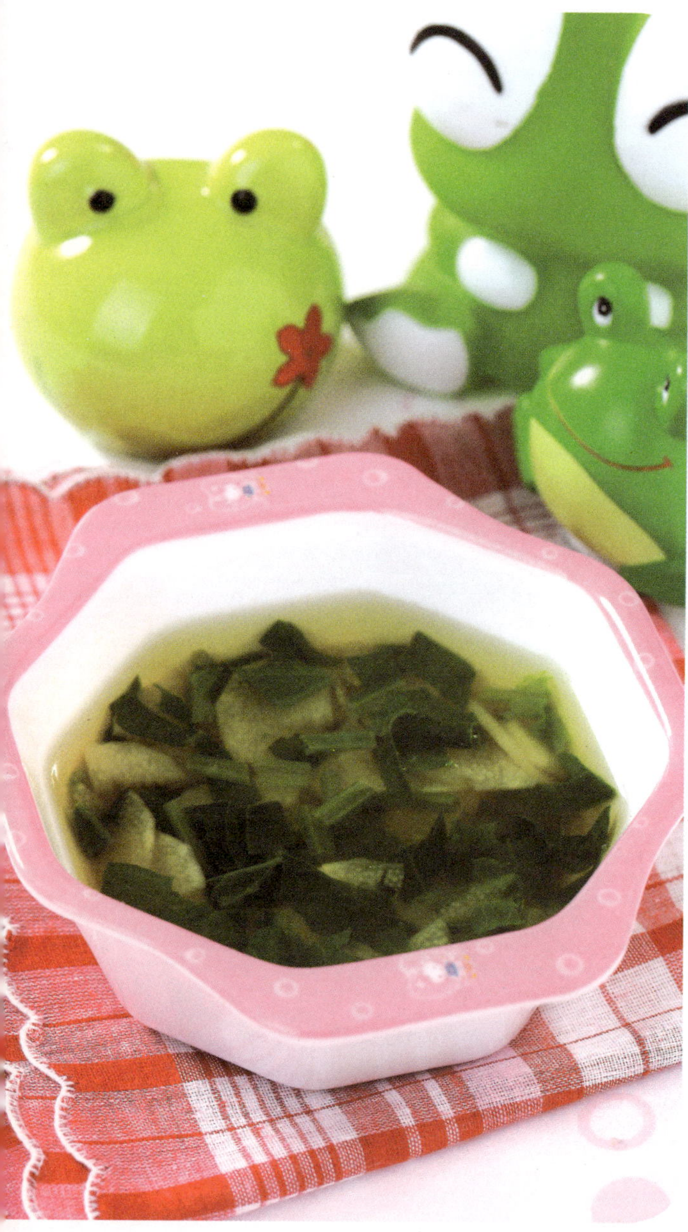

山药菠菜汤

■材　料

山药……………………………20克
菠菜……………………………300克

■调　料

盐……………………………1克
香油……………………………适量

■做　法

1 山药去皮，洗净，切片；菠菜洗净，切段。
2 汤锅置大火上，加入适量清水烧沸，放入山药片煮20分钟，再放菠菜段煮熟，加入盐、味精调味，滴入香油即可。

Tips

山药含有淀粉酶、多酚氧化酶等物质，有利于脾胃，可提高消化和吸收功能，是一种可以平补脾胃的健康食品。

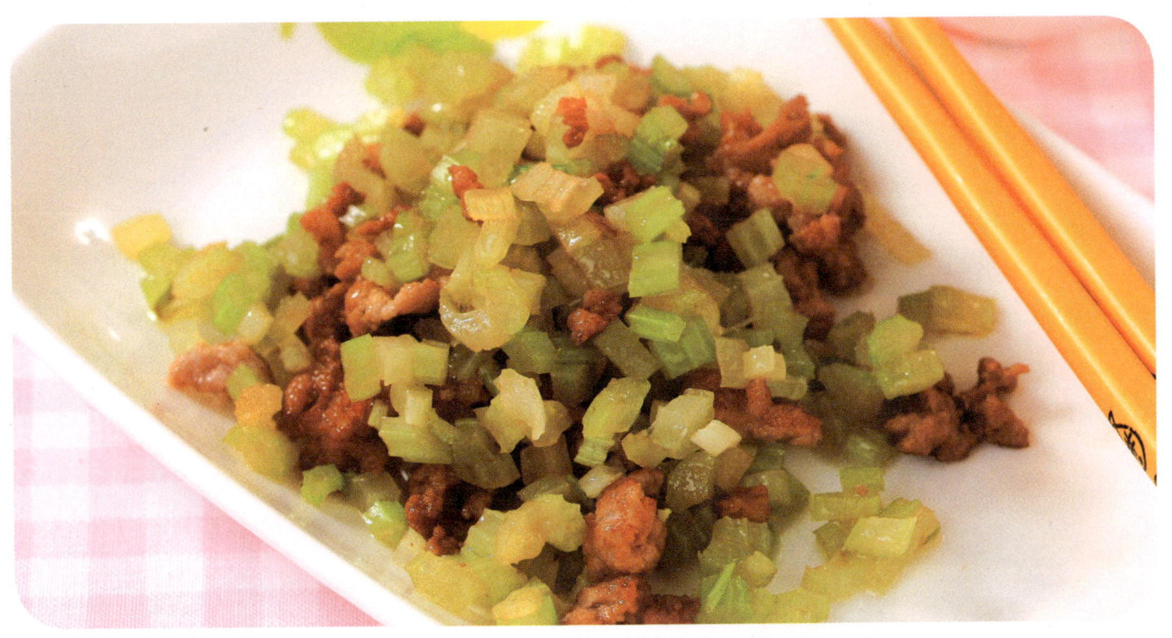

肉末炒芹菜

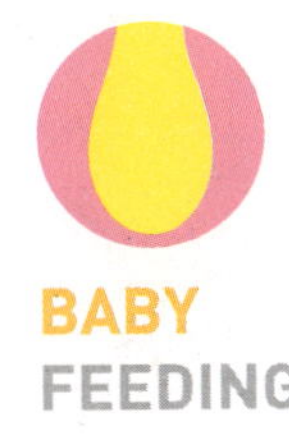

■材　料

猪瘦肉……250克
芹菜……100克

■调　料

植物油……适量
酱油……1勺
盐……1克
葱、姜……各5克

■做　法

1 猪肉洗净，剁成末；芹菜去根、叶，洗净，切成末，用沸水焯一下，捞出沥干；葱、姜分别洗净，切成末。

2 锅置火上，加入植物油烧热，放入葱末、姜末煸香，放入肉末翻炒几下，加入酱油、盐翻炒几下，再放入芹菜末翻炒，炒熟即可。

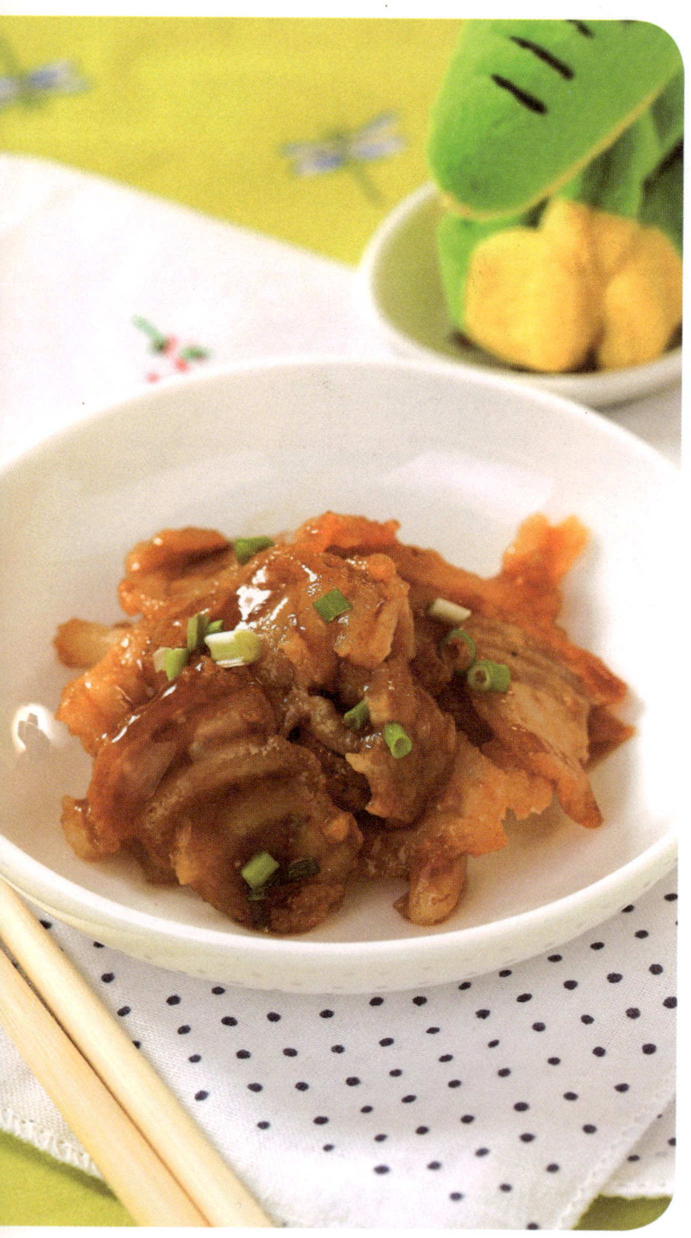

鳕鱼片

■材 料

鳕鱼 ……………………………………150克
鸡蛋（取蛋黄） ……………………………1个

■调 料

醋、酱油、姜汁 ……………………………各1勺
葱花、白糖……………………………………各5克
植物油、香油、水淀粉 ……………………各适量

■做 法

1 鳕鱼洗净，切片，用蛋黄、干淀粉浆好。
2 油锅烧热，将鱼片下入炸透，捞出。
3 锅内加入清水、姜汁、醋、白糖、酱油，放入鱼片，用水淀粉勾芡，从锅周围加入适量植物油，将鱼片翻转，淋香油、撒葱花即可。

Tips

鳕鱼肉中除富含普通鱼油中所有的DHA、DPA外，还含有人体所必需的维生素A、维生素D、维生素E和其他多种维生素。北欧人将它称为“餐桌上的营养师”。

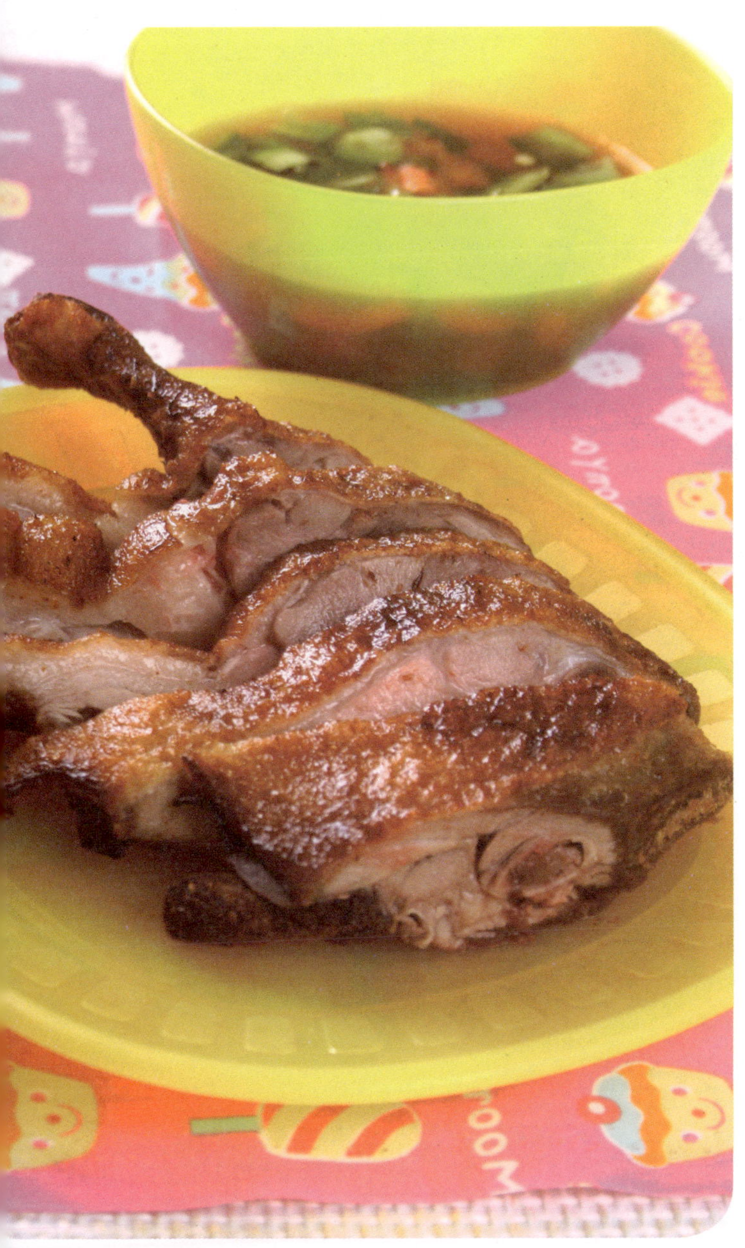

口味酱香鸭

■材　料

净鸭……………………………………1只
鸡蛋、青椒、红椒………………各1个

■调　料

盐………………………………………1克
生抽……………………………………1勺
葱段、姜、蒜末……………………各8克
白芝麻…………………………………2克
大料、桂皮………………………各10克
植物油、香油、面粉…………各适量

■做　法

1 净鸭洗净，从背部开刀，去掉大骨，用刀背拍碎小骨；姜去皮，洗净，切片；青椒、红椒分别去蒂、籽，洗净，切粒；处理好的鸭子加入姜片、大料、桂皮、葱段，调入盐、味精、胡椒粉腌渍3小时后，去掉所有腌料。

2 鸡蛋打散搅匀，抹在鸭子上，再拍上面粉；将青椒粒、红椒粒、蒜末装入碗内，加入生抽、香油、白芝麻调成味汁佐食。

3 锅内倒油烧热，下入鸭子，炸至外酥里嫩，捞起剁成块即可。

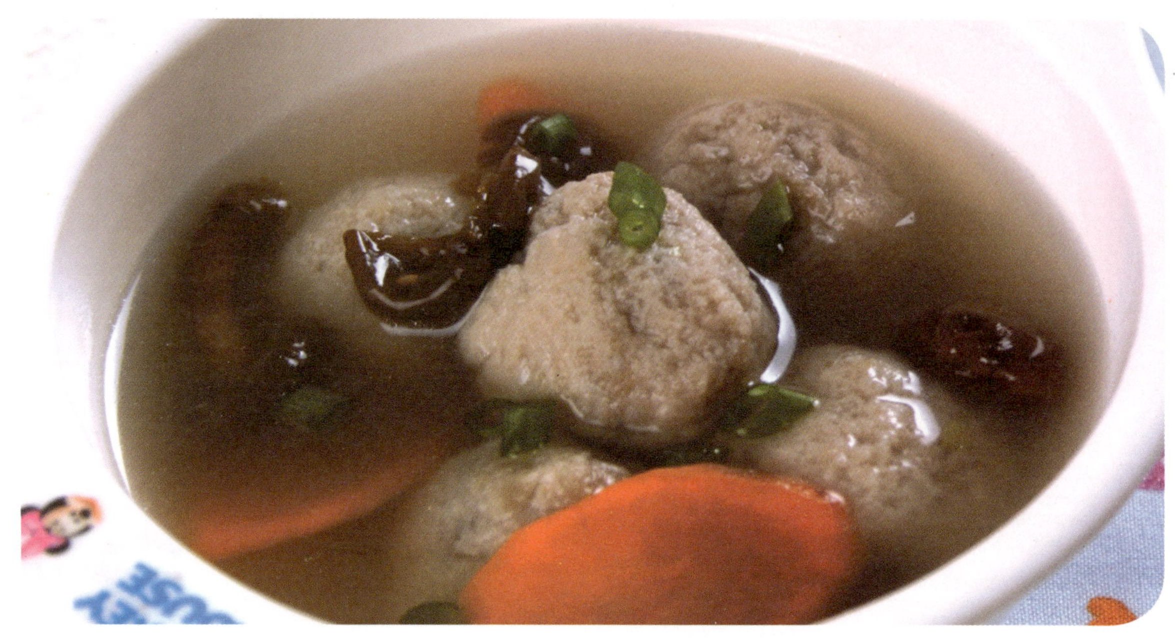

滑菇汆肉丸

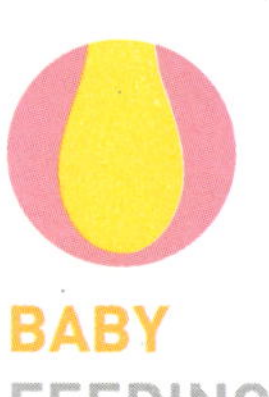

BABY
FEEDING

■材　料

滑菇……………………………250克
猪瘦肉泥…………………………50克
猪肥肉泥、胡萝卜片…………各10克

■调　料

植物油、面粉、清汤………… 各适量
盐…………………………………1克
姜片、葱花……………………… 各5克

■做　法

1 滑菇洗净；猪瘦肉泥、猪肥肉泥加部分盐、部分鸡精、面粉，打至起劲，做成肉丸子。

2 油锅加姜片炝香，倒入清汤烧沸，下肉丸子煮熟，放入滑菇、胡萝卜片，调入剩余盐、剩余鸡精，撒入葱花即可。

黑木耳煲猪腿肉

■材　料

猪腿肉块……………300克
水发黑木耳…………40克
红枣……………………10克
桂圆、枸杞子……… 各5克

■调　料

姜片、盐…………… 各1克
清汤…………………… 适量

■做　法

1 黑木耳洗净，撕成小朵；红枣、桂圆、枸杞子分别洗净；猪腿肉块入沸水中焯烫。

2 锅内加入猪腿肉块、黑木耳、红枣、桂圆、枸杞子、姜片、清汤煲2小时，调入盐、味精、胡椒粉，再煲15分钟即可。

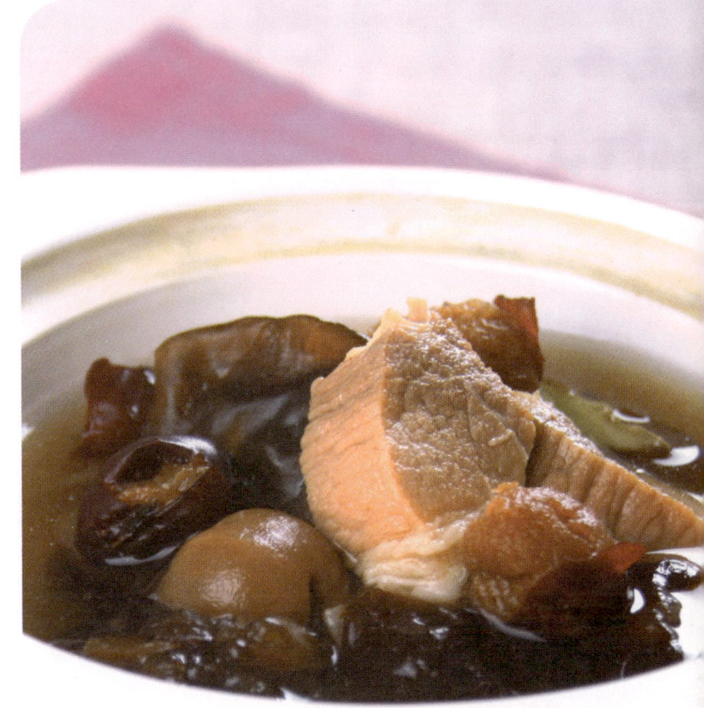

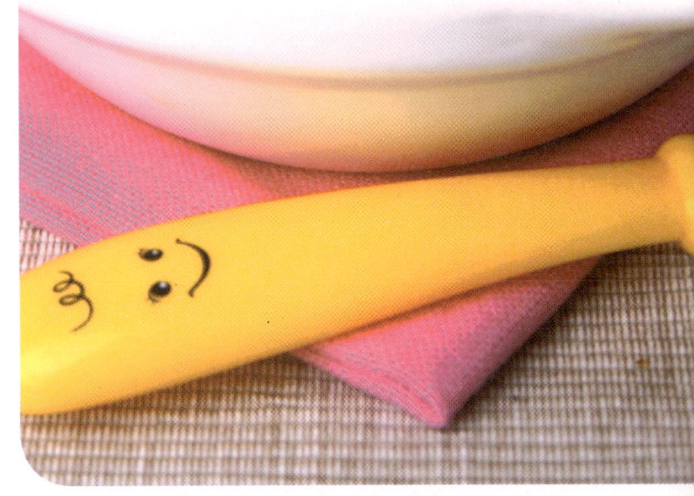

Tips

黑木耳含蛋白质、多糖和钙、磷、铁等元素以及胡萝卜素、维生素B_1、维生素B_2、烟酸等，还含磷脂、固醇等营养素，被誉为“菌中之冠”。

补钙食谱——让宝宝骨骼更强壮

香椿芽拌豆腐

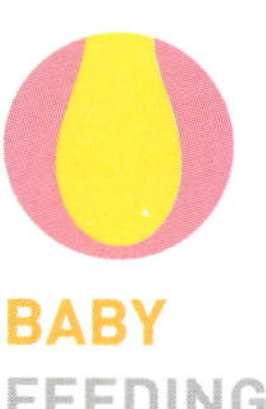

■材　料

香椿芽……………………………100克
豆腐 ……………………………250克

■调　料

盐 、香油 ………………………… 各适量

■做　法

1 香椿芽洗净，入沸水中焯烫5分钟，捞出，挤出水，切成细末；豆腐洗净，切块。
2 豆腐块放入盘内，加入香椿芽末、盐 、香油拌匀即可。

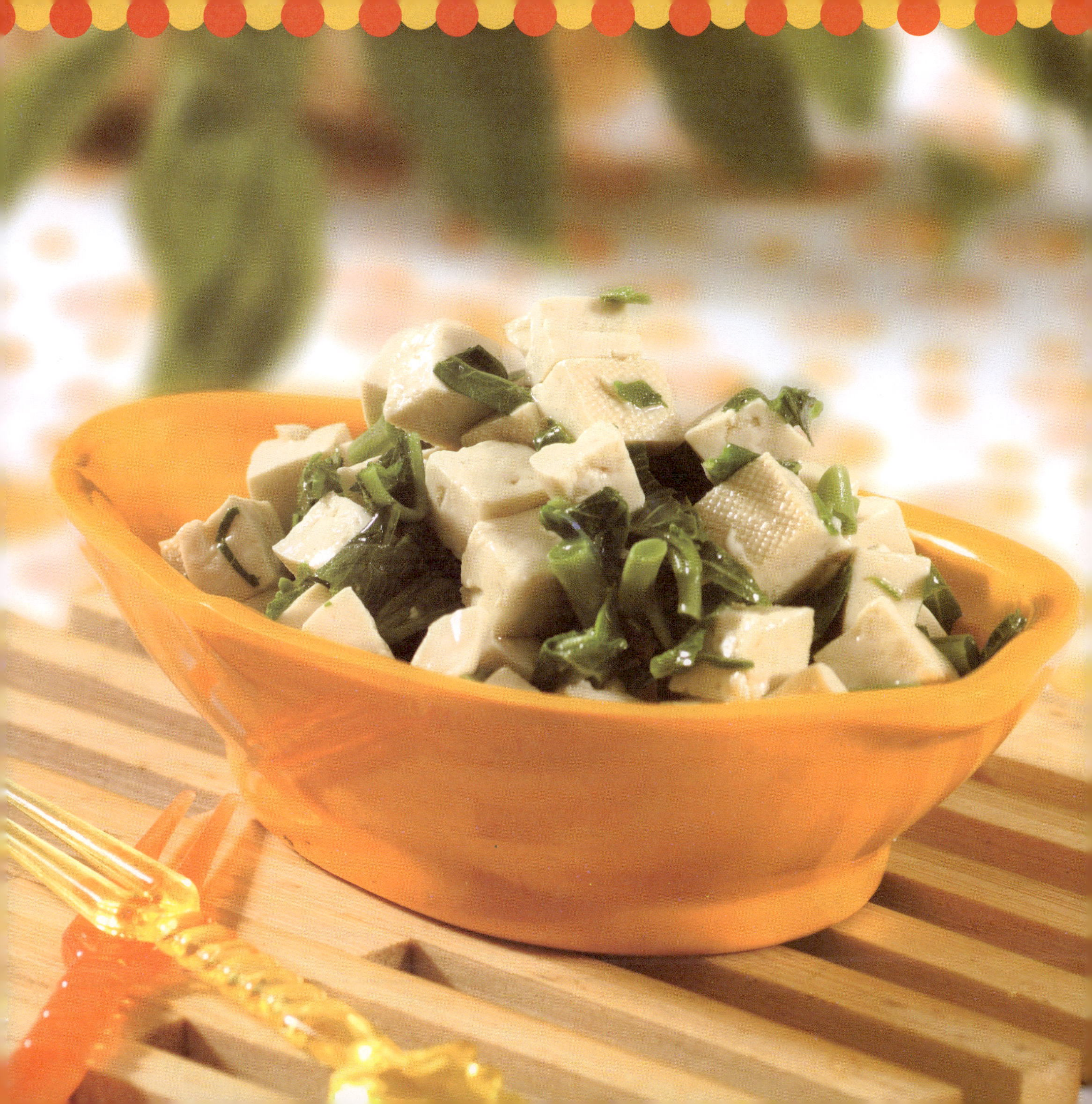

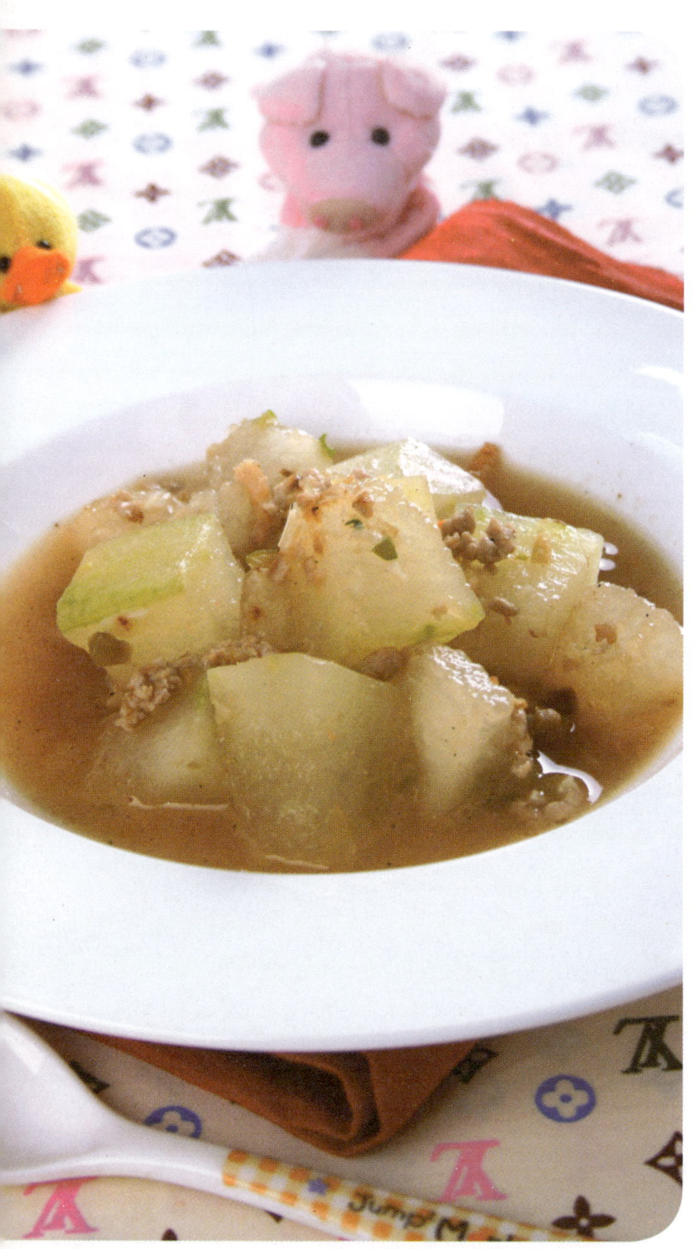

焖冬瓜

■材　料

冬瓜……250克
猪瘦肉……50克
榨菜……8克
海米……10克

■调　料

葱花、姜末、蒜泥……各5克
盐……1克
肉汤、香油、植物油……各适量

■做　法

1 冬瓜去皮、瓤，洗净，切成长约4厘米的厚片；猪瘦肉洗净，剁成肉末；榨菜和海米分别洗净，剁成末备用。

2 锅内放适量植物油，烧热后投入葱花、姜末和蒜泥煸炒一下，倒入冬瓜片并加入肉汤，烧至滚沸，加入肉末、榨菜末和海米末，再加入盐调味，焖烧至冬瓜片熟时，淋上香油，装盘即可。

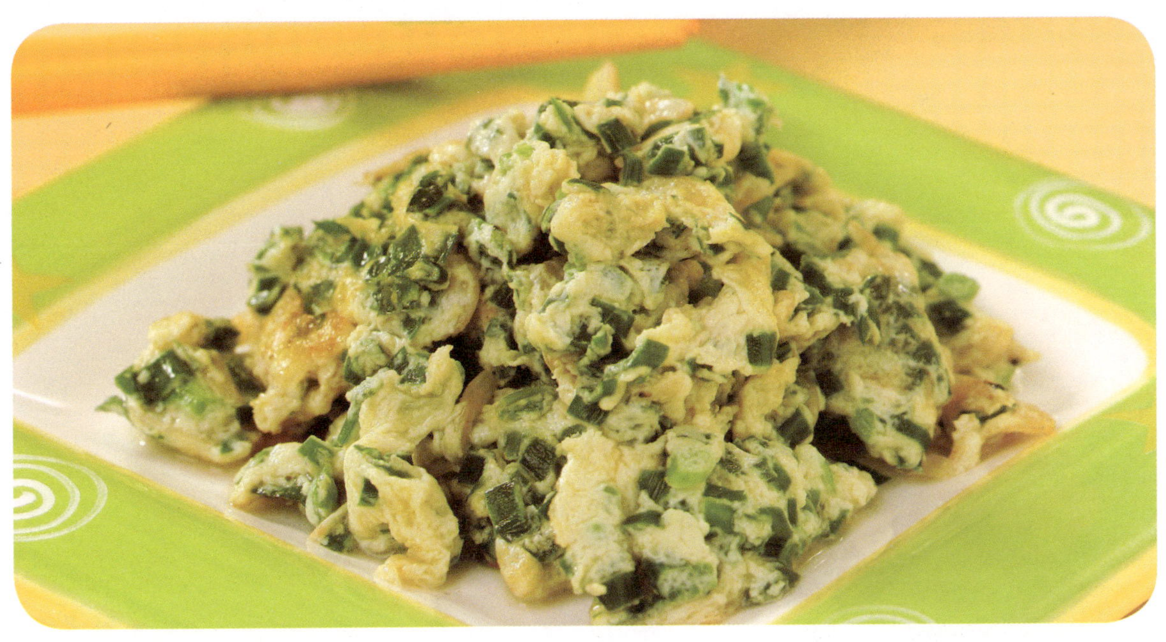

虾皮韭菜炒鸡蛋

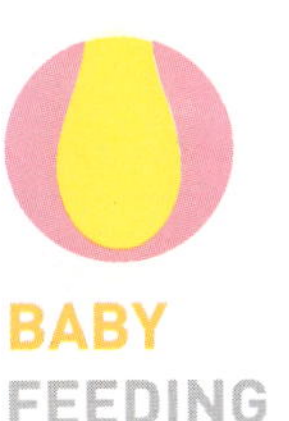

■材　料

鸡蛋……………………2个
韭菜……………………25克
虾皮……………………15克

■调　料

植物油…………………适量
盐………………………1克

■做　法

1 韭菜择好，洗净，切末；鸡蛋打入碗内，打散；虾皮洗净。
2 将虾皮、韭菜末放入装有鸡蛋液的碗中，加入适量盐调味，用筷子搅拌均匀。
3 锅置火上，放入植物油，烧至七成热时，将鸡蛋液倒入，快速翻炒至熟即可。

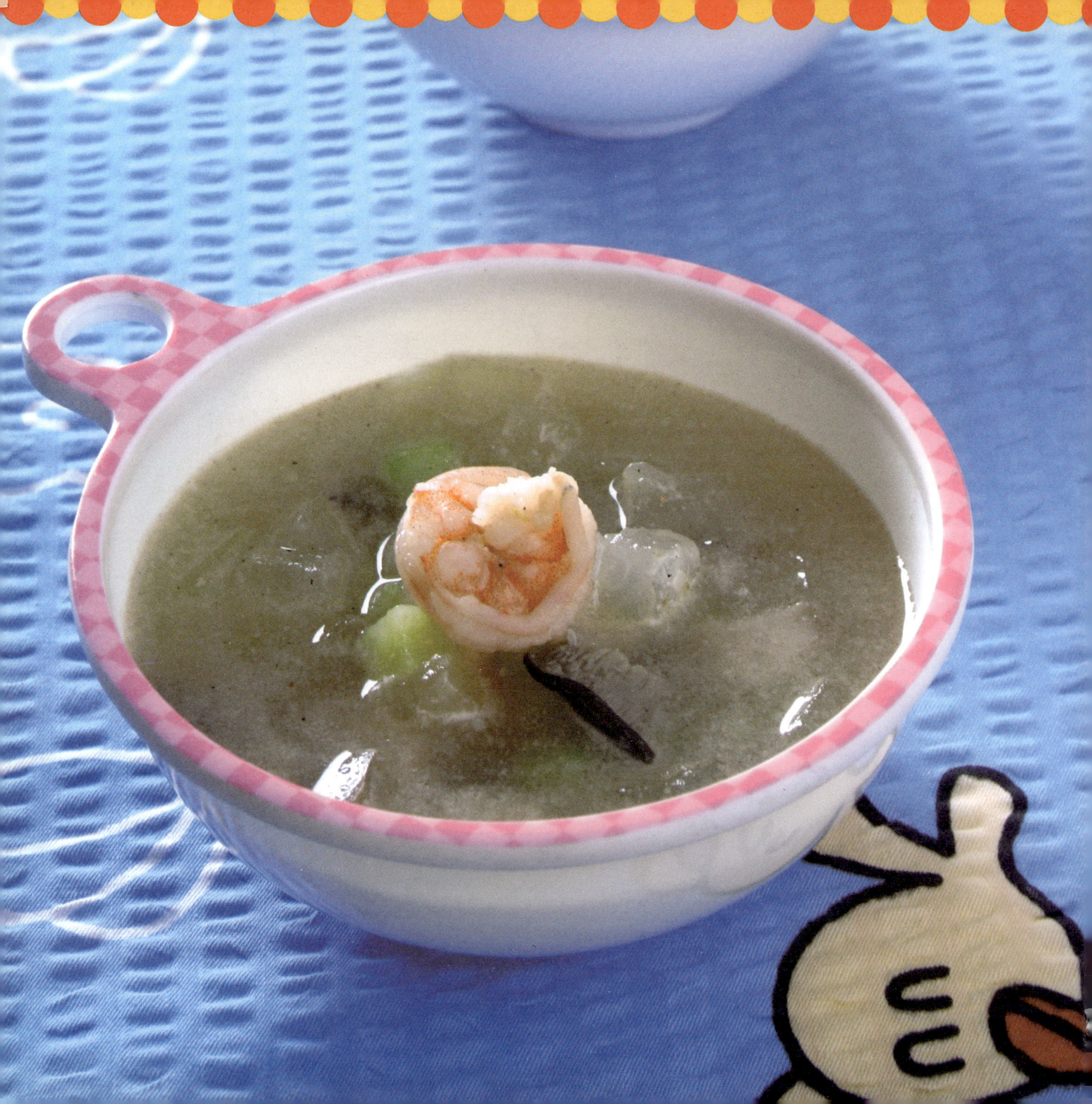

鲜虾冬瓜羹

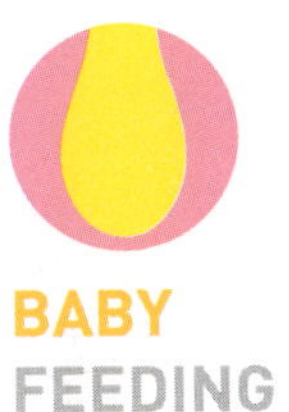

■材 料

冬瓜粒……………………………200克
虾仁、鲜菇粒、丝瓜粒……… 各20克
鸡蛋（取蛋清）……………………1个

■调 料

植物油、高汤…………………… 各适量
盐 ………………………………………1克

■做 法

1 虾仁去除沙线，洗净，用盐、味精、蛋清腌渍片刻。
2 油锅烧热，下入虾仁煎至八成熟，捞出。
3 锅内放入高汤、冬瓜粒、鲜菇粒、虾仁、丝瓜粒，煮熟后放胡椒粉、盐调味即可。

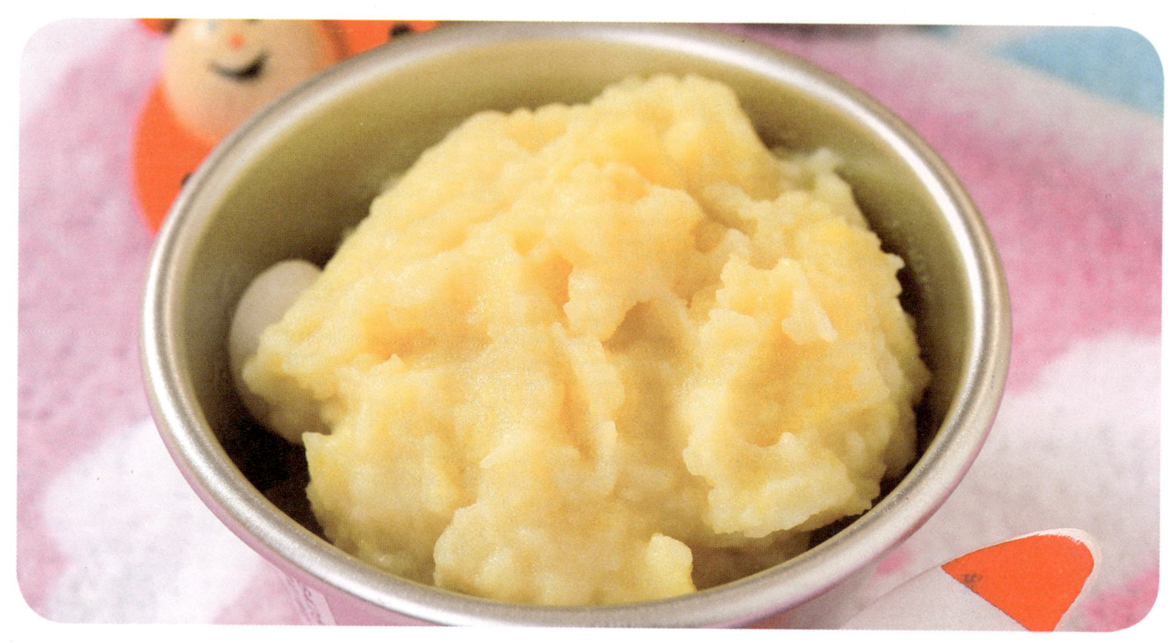

牛奶土豆泥

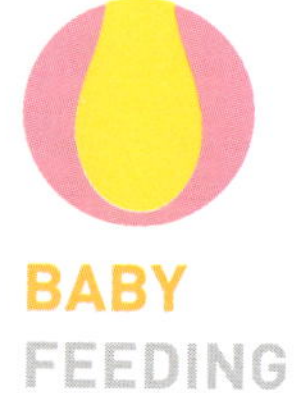

■材 料

土豆……………………1个
牛奶………………250毫升

■调 料

白糖……………………5克

■做 法

1 土豆用清水洗净，去皮，切成小块备用。
2 锅置火上，加入适量清水，放入土豆煮20分钟，土豆熟后捞出，放入大碗中用勺子碾压成泥。
3 将牛奶倒入另一锅中煮沸。
4 牛奶倒入土豆泥中，加入白糖，搅匀即可。

莲子鲜奶露

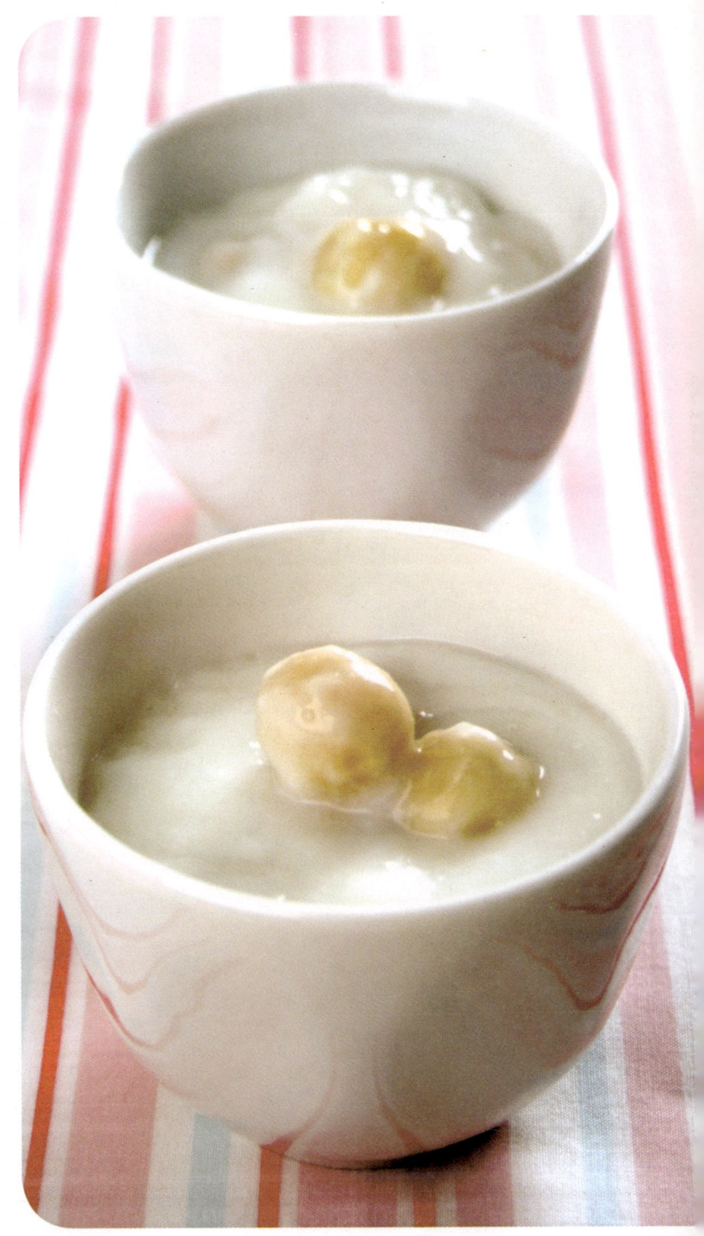

材　料

鲜牛奶……………50毫升
浸发莲子………………4克

调　料

白糖……………………25克
水淀粉………………适量

做　法

1 莲子清洗干净，放入沸水中焯1分钟，捞起倒入盅内，加适量沸水，入蒸笼用中火蒸30分钟至六成熟，加少许白糖，再蒸30分钟后取出。

2 锅置火上，放入适量沸水，加入剩余白糖，烧沸后倒入鲜奶，再放入蒸好的莲子，烧沸，水淀粉勾芡即可。

Tips

莲子含有丰富的蛋白质、脂肪和碳水化合物，莲子中的钙、磷和钾含量非常丰富。便秘的宝宝不可多食莲子。

补维生素食谱——促进宝宝新陈代谢

肉末番茄

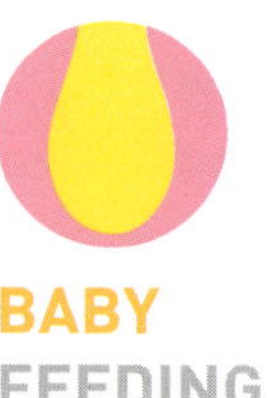

■材　料

猪瘦肉末……………………………50克
番茄…………………………………150克

■调　料

植物油………………………………适量
酱油…………………………………1勺
盐……………………………………1克
白糖、淀粉…………………………各5克

■做　法

1 猪瘦肉末放入碗内入蒸笼蒸熟；番茄洗净，切成片，两面都裹满淀粉，放入盘内。
2 油锅烧热，逐片放入裹满淀粉的番茄片，煎至两面成金黄色出锅。
3 锅内留少许底油，放入煎好的番茄片，撒上熟肉末，加酱油、盐和适量白糖、清水，加盖，小火焖5分钟即可。

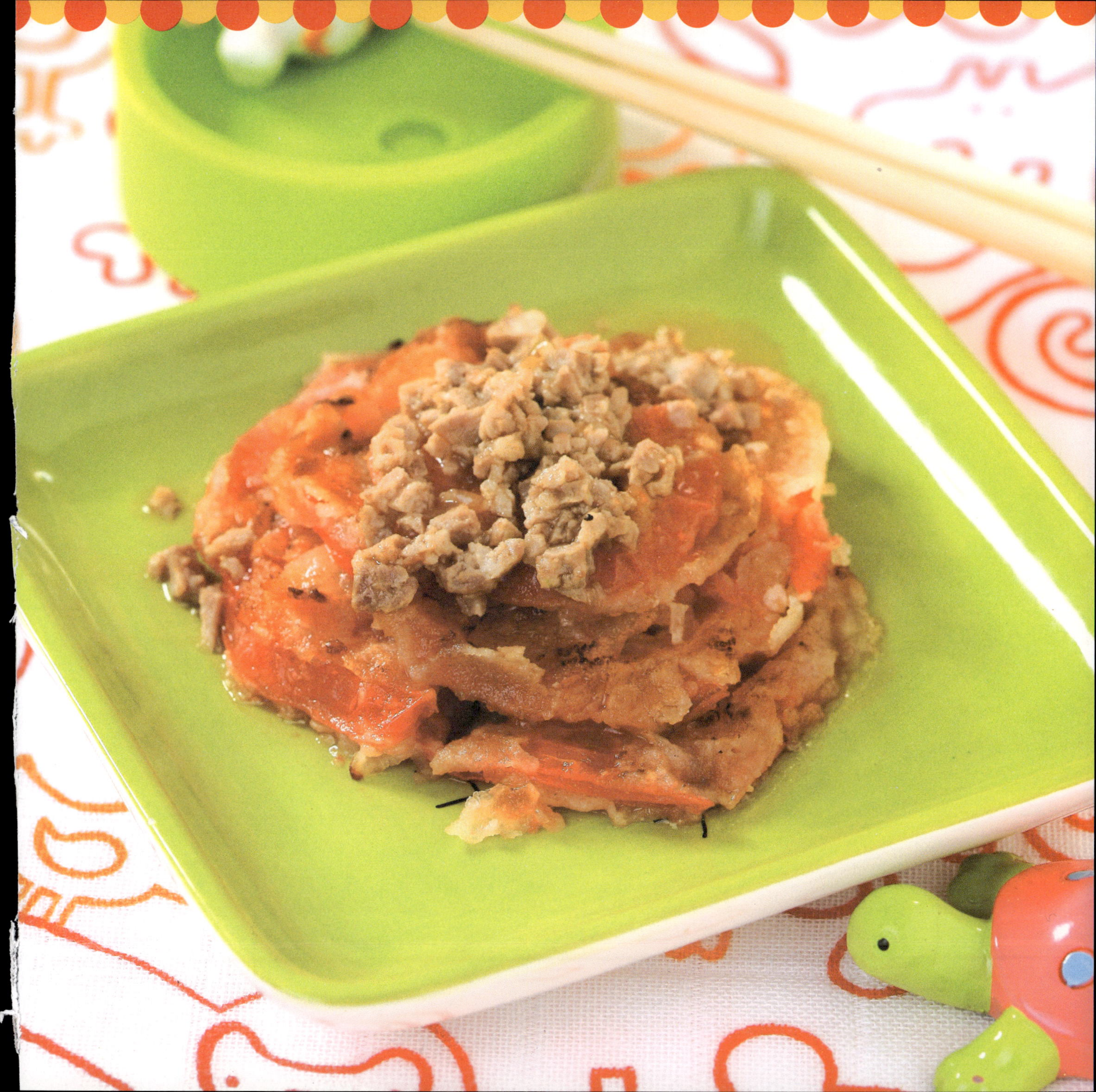

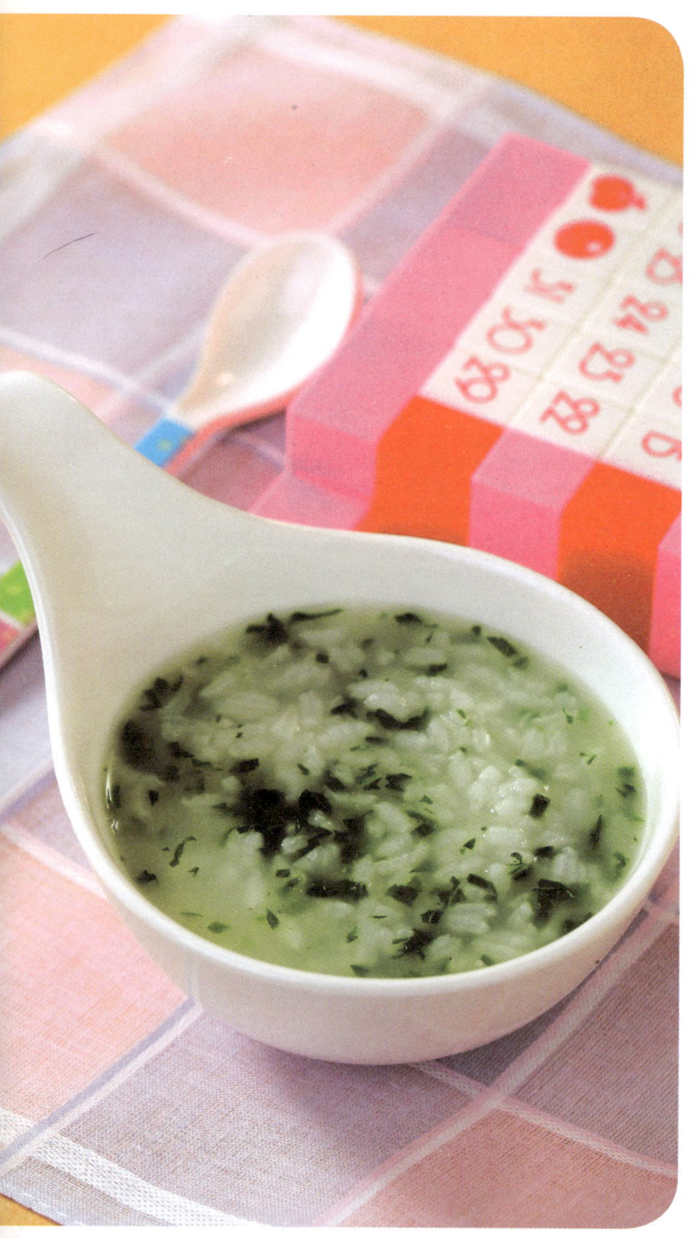

青菜粥

■ 材 料

大米 ……………………300克
油菜 ……………………50克

■ 调 料

盐 ……………………………1克

■ 做 法

1 将油菜去根部，用清水洗净，放入沸水锅中煮熟，捞出沥干，切成末；大米洗净，用清水浸泡2小时。

2 锅置火上，倒入适量清水，放入大米，大火煮沸后转小火熬煮30分钟，待大米熟烂后加入盐及切碎的油菜末，转大火再煮5分钟即可。

Tips

油菜中含有大量的植物纤维素，能促进肠道蠕动，增加粪便的体积，缩短粪便在肠腔停留的时间，从而预防和缓解便秘。

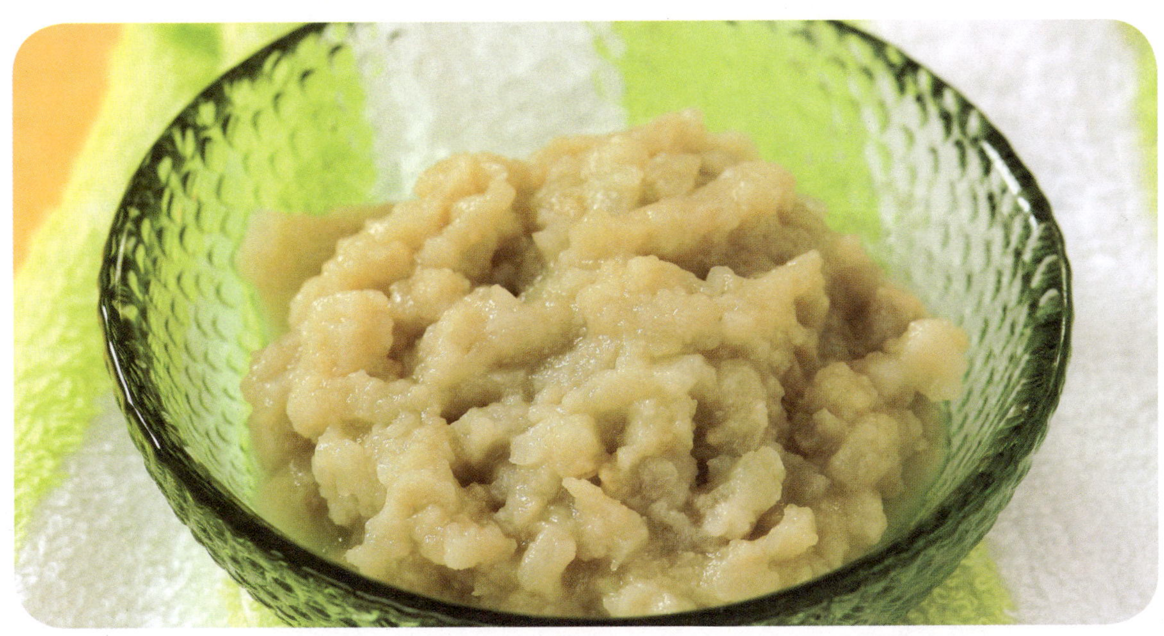

菜花糊

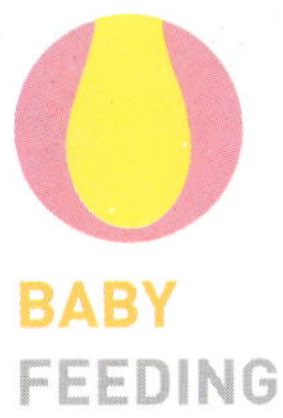

■材　料

菜花……………………300克

■调　料

盐……………………………1克

■做　法

1 菜花去梗，入盐水中浸泡片刻，洗净，掰成小朵，放入碗内。

2 蒸锅内加入适量清水大火烧沸后，放入装有菜花的碗，隔水蒸10分钟，至菜花变软。

3 取出小碗，将菜花放入凉开水中过凉，用汤勺将菜花压成糊，放入盐调味即可。

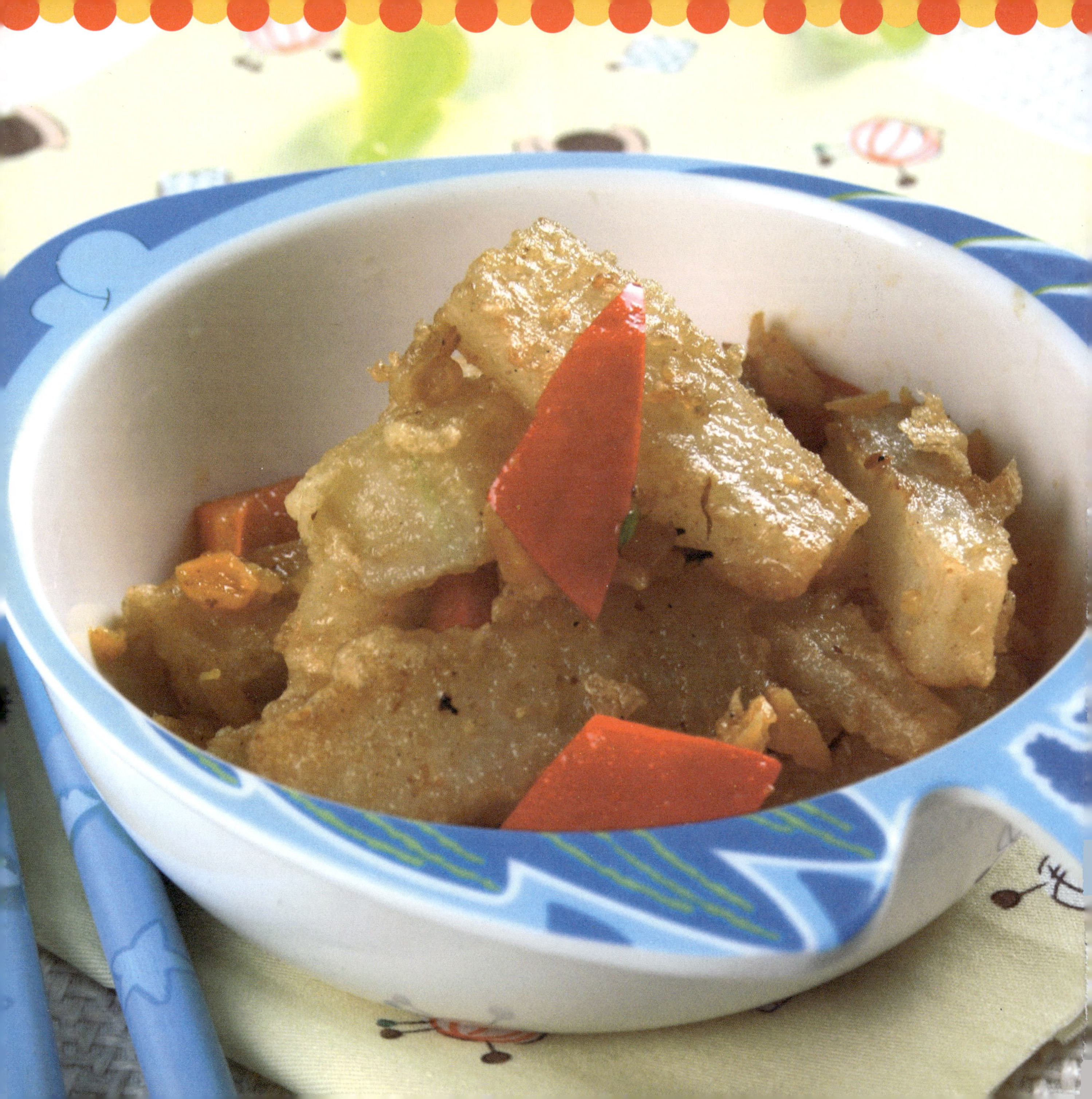

咸蛋黄冬瓜条

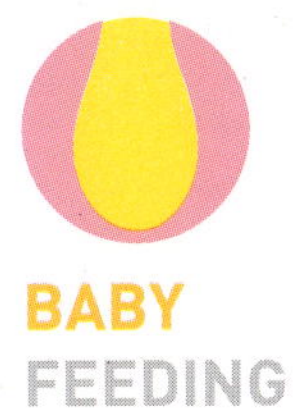

材　料

冬瓜……400克
熟咸蛋黄……80克
红椒片……适量

调　料

植物油……适量
花椒、葱末、姜末、淀粉……各5克
盐……1克
熟芝麻……2克
奶酪粉……8克

做　法

1 冬瓜洗净，切条，用盐腌一会儿；熟咸蛋黄压碎。
2 将淀粉、奶酪粉拌匀，放入冬瓜条蘸匀，入油锅炸至金黄，捞出。
3 余油烧热，加花椒、葱末、姜末及咸蛋黄末煸香，放入冬瓜条、红椒片炒匀，撒上熟芝麻即可。

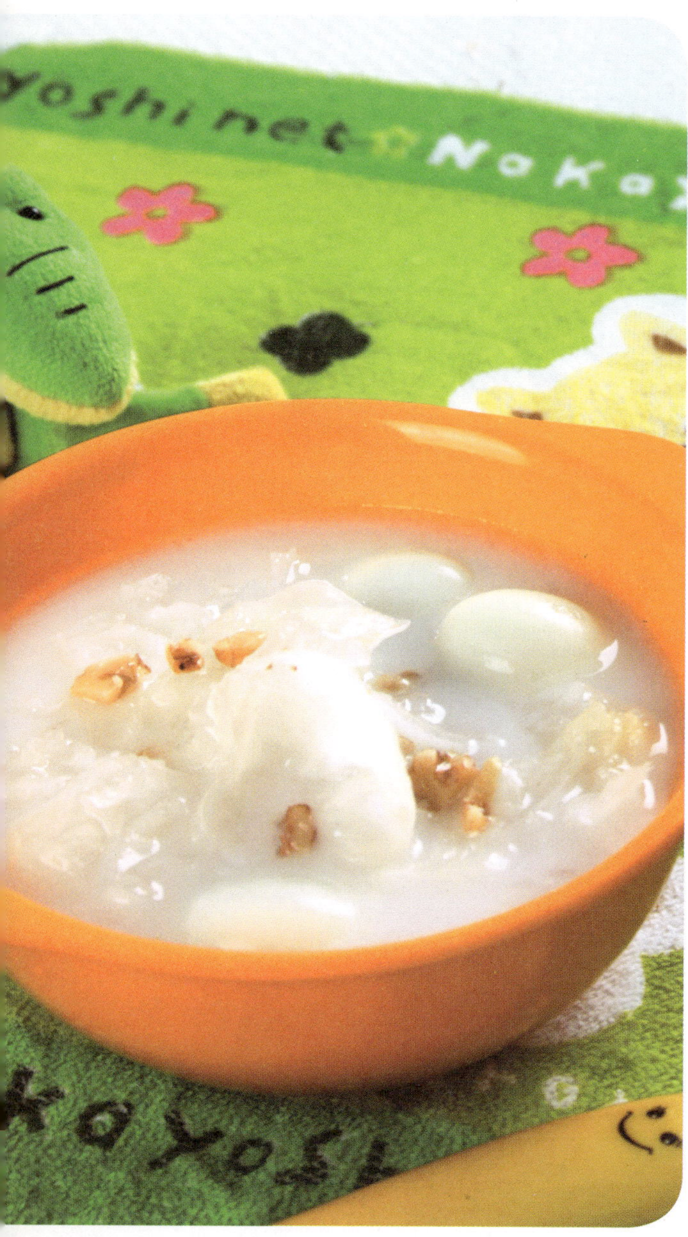

银耳鸽蛋糊

■ 材　料

银耳……………………6克
鸽蛋……………………12个
核桃仁…………………15克

■ 调　料

植物油…………………适量
荸荠粉…………………5克
白糖……………………10克

■ 做　法

1 银耳洗净后泡发，撕碎后放入碗中加适量清水；鸽蛋洗净；核桃仁洗净，用温水泡半小时，剥皮，沥干；荸荠粉倒入碗中，加入适量水，调成粉浆。

2 将装有银耳的碗上蒸笼蒸1小时，取出备用。

3 锅置火上，加入适量清水，烧热后放入鸽蛋，煮熟后捞出冲凉，剥壳。

4 另取一锅置火上，放入适量植物油，油热后加入核桃仁，炸酥出锅，切成米粒状。

5 锅置火上，加入适量清水，放入蒸银耳的汁，倒入荸荠粉浆，加白糖、核桃仁搅匀，盛入汤盆内，将银耳、鸽蛋放入盆中即可。

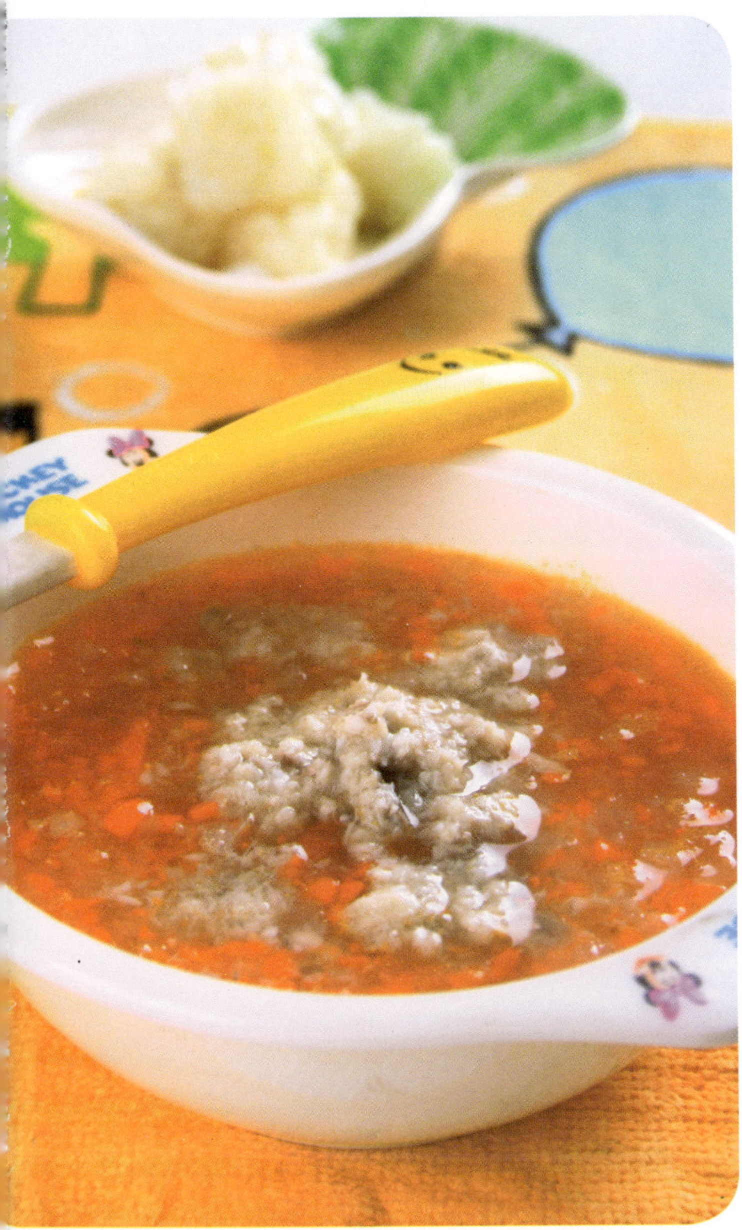

白肉鱼泥

■ 材 料

鲤鱼肉……………………50克
胡萝卜……………………20克

■ 调 料

盐…………………………1克

■ 做 法

1 鲤鱼肉洗净，切薄片；胡萝卜洗净，去皮，剁成泥。

2 锅置火上，加入适量清水，放入鱼片，煮软后捞出，去皮及刺后捣烂。

3 另起锅置火上，加入适量清水，放入胡萝卜泥和捣烂的鱼肉，用小火煮至黏稠，加入盐调味即可。

Tips

胡萝卜中富含胡萝卜素及钾、钙、磷、铁等。胡萝卜食用后经消化可分解成维生素A，可促进儿童生长。

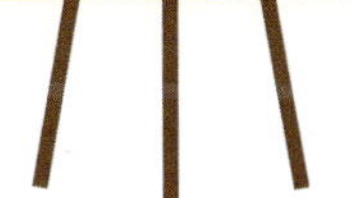

开胃消食食谱——让宝宝吃饭更香

粟米山药粥

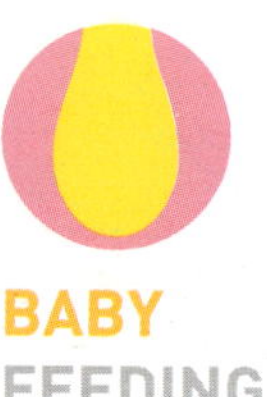

■ **材　料**

粟米……………………50克
山药……………………25克

■ **调　料**

白糖……………………10克

■ **做　法**

1 粟米用清水洗净；山药去皮，洗净，切成小方块备用。

2 锅置火上，加入适量清水，放入粟米、山药块，大火煮沸后，再转小火煮至粥烂熟，加入白糖搅匀即可。

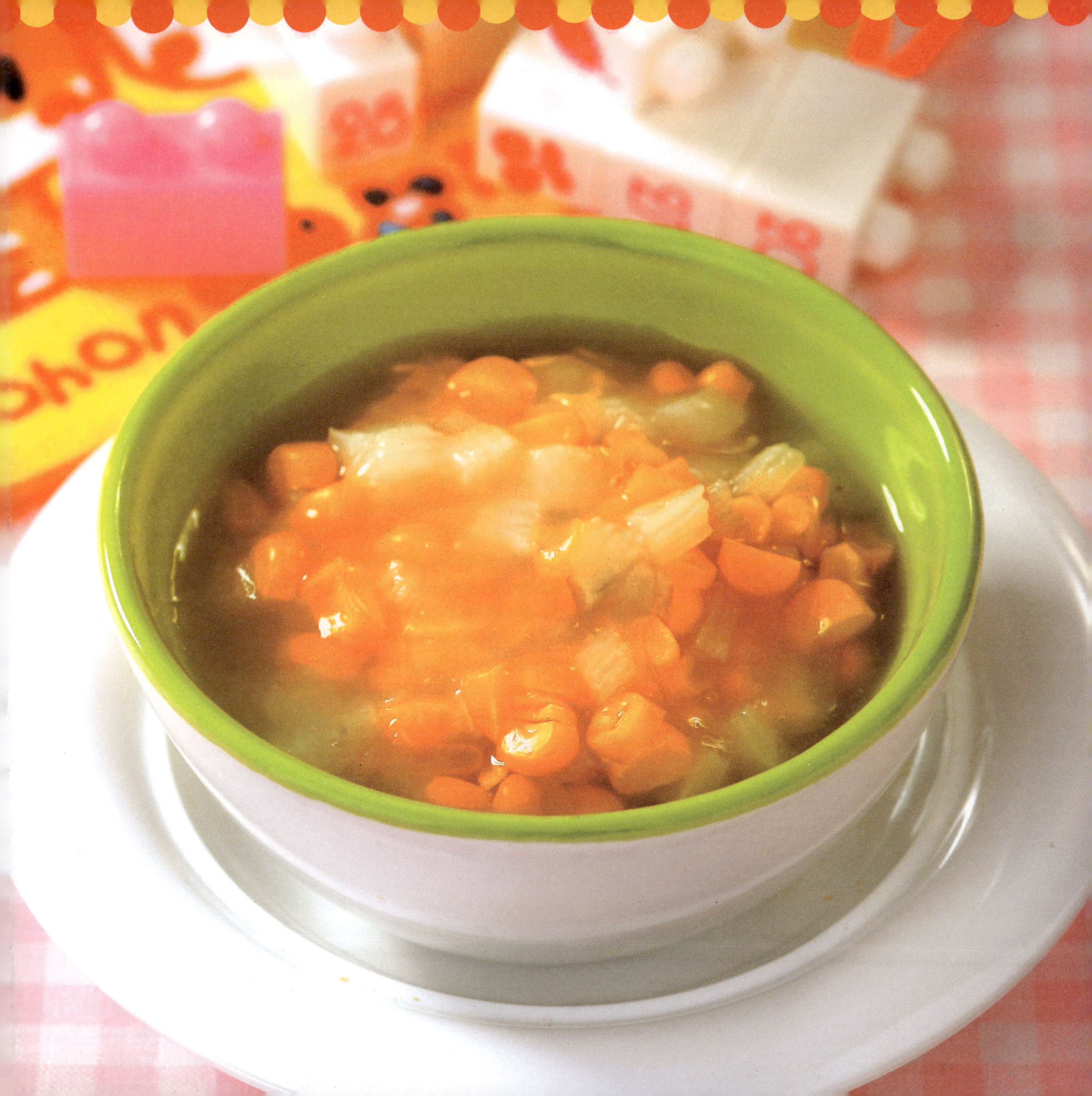

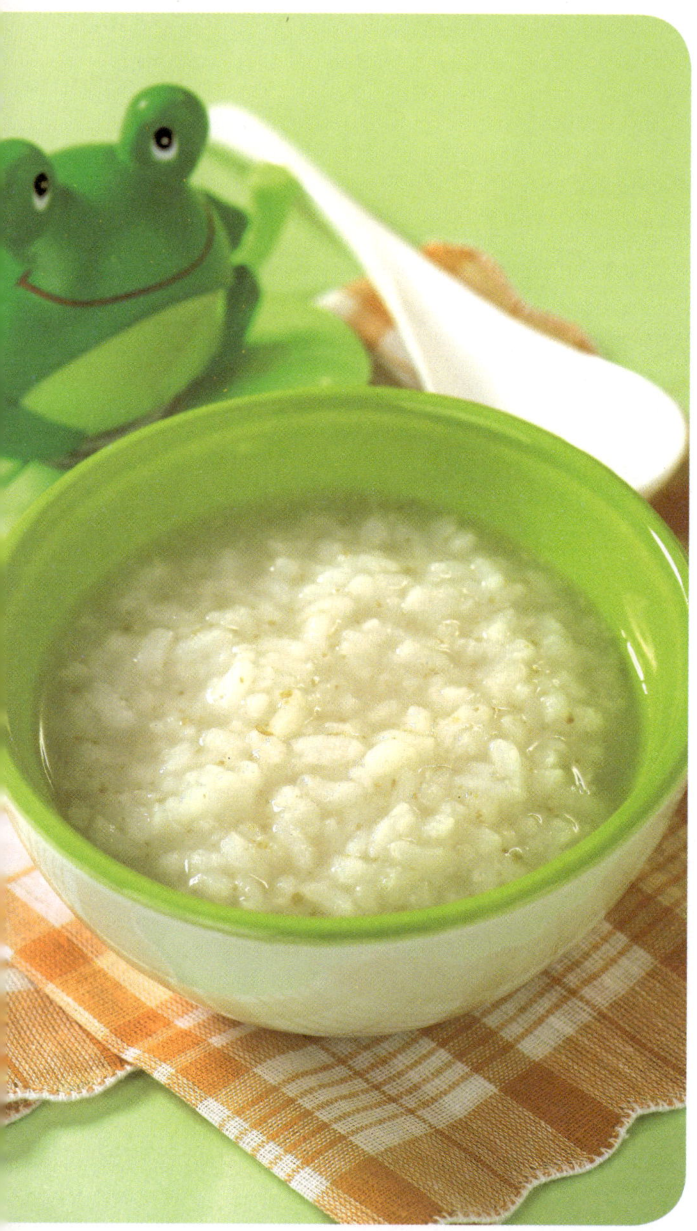

鸡内金粥

■ 材　料

鸡内金……………………15克
大米………………………50克

■ 调　料

白糖………………………5克

■ 做　法

1 大米用清水洗净；鸡内金洗净，风干，研成碎末。

2 锅置火上，加入适量清水，放入大米煮粥。

3 粥熟时，加入鸡内金末，稍煮片刻，放入白糖调味即可。

Tips

鸡内金用于饮食积滞、小儿疳积，有较强的消食化积作用，并能健运脾胃，适用于3～12岁的儿童。没断奶的宝宝最好不要食用。

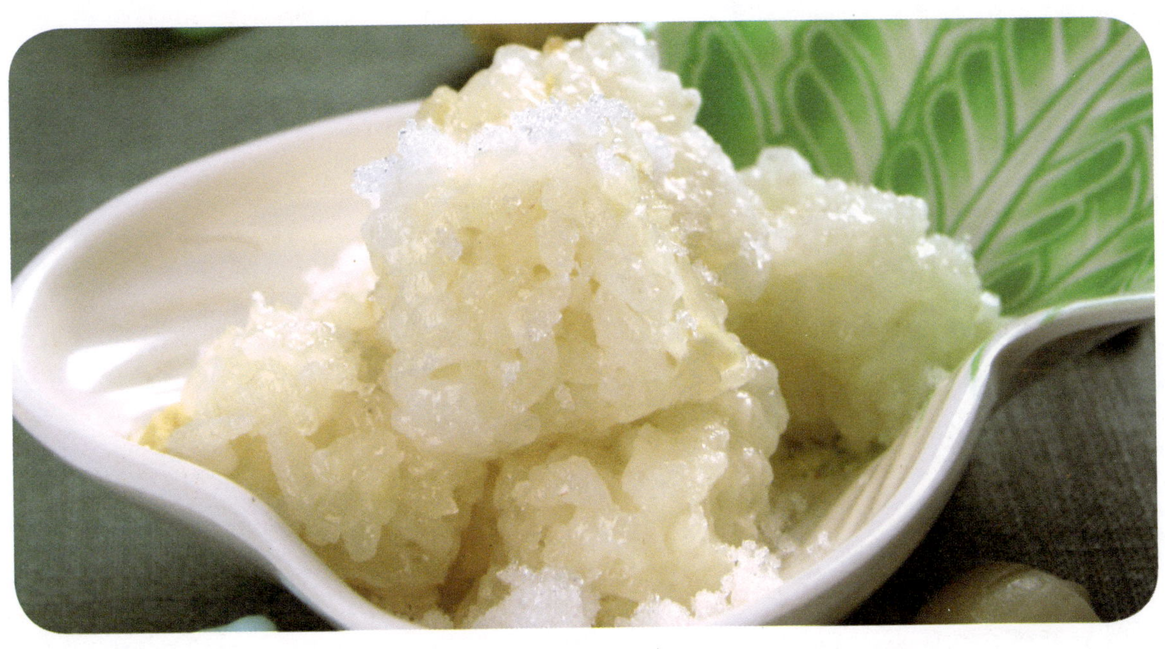

莲肉糕

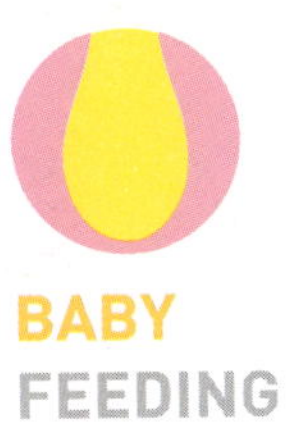

■材　料

糯米……………………500克
干莲子…………………250克

■调　料

白糖……………………20克

■做　法

1 干莲子洗净，清水泡发后去心，加水适量，入锅煮熟烂，揉搓成泥。
2 糯米洗净与莲肉泥混合均匀，加水适量，入大碗中，隔水蒸熟。
3 凉后置干净的砧板上压平，切成块状装盘，撒上白糖即可。

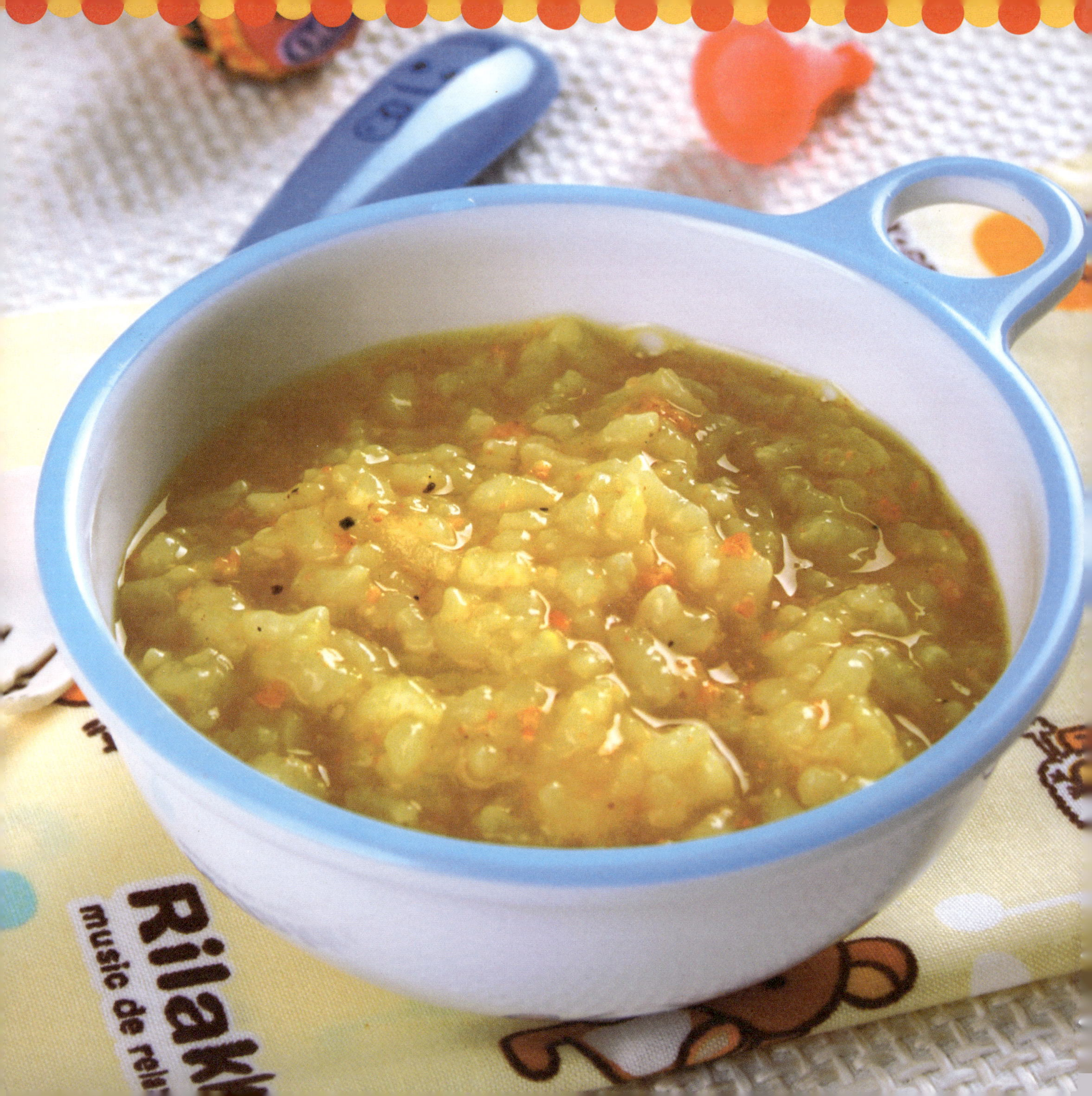

鸡内金陈皮粥

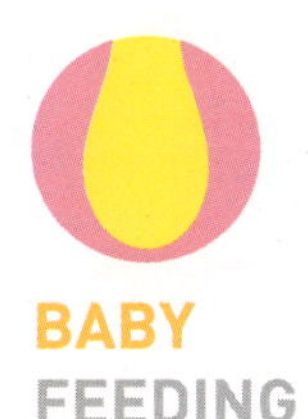

材　料

鸡内金……………………6克
陈皮………………………3克
砂仁………………………15克
大米………………………30克

调　料

白糖………………………5克

做　法

1 鸡内金、陈皮、砂仁都研为细末，大米淘洗干净。
2 锅内加水放入大米，熬煮成粥，粥成后加入药末，加白糖调味即可。

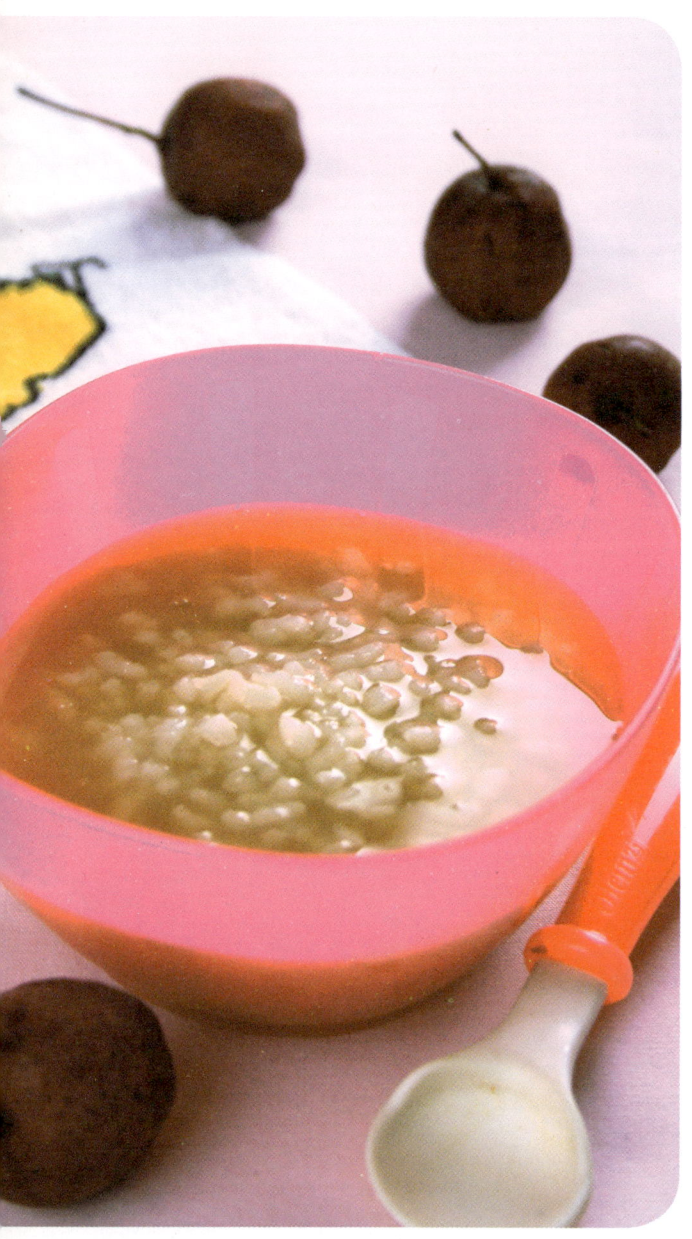

山楂神曲粥

■ **材　料**

山楂、神曲…………各30克
大米…………………100克

■ **调　料**

红糖……………………6克

■ **做　法**

1 山楂和神曲洗净，放锅中加水煎汁，取汁去渣；大米洗净。

2 锅内倒入大米和适量水，大火煮沸，加入药汁，煮成稀粥，加红糖调味即可。

Tips

中药神曲具有健脾消食、理气化湿、解表的作用，可治伤食胸痞、腹痛吐泻、痢疾、感冒头痛、小儿伤饥失饱。

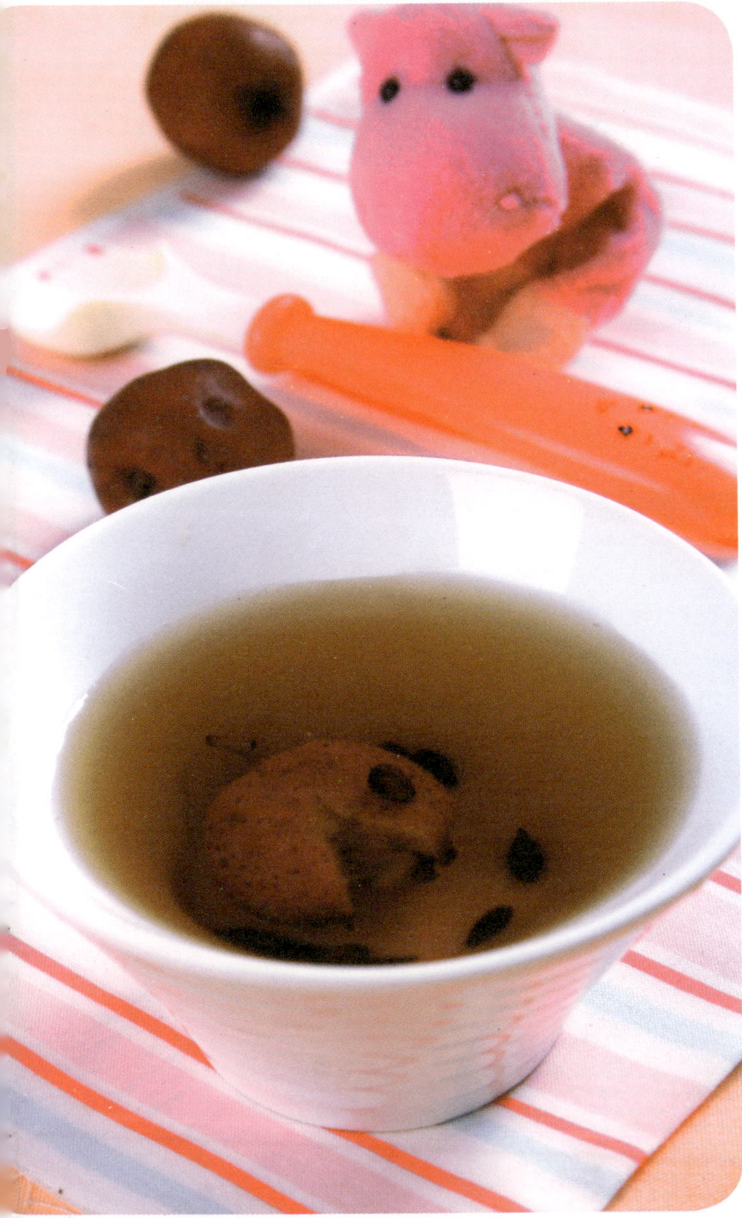

山楂麦芽饮

■ **材　料**

山楂、炒麦芽……各10克

■ **调　料**

红糖……………………5克

■ **做　法**

1 锅内放入山楂、炒麦芽、清水，熬成100毫升的汁。

2 加入红糖调味即可。

Tips

山楂含多种维生素，还含有黄酮类、内酯以及矿物质，所含的解脂酶能促进脂肪类食物的消化，有促进胃液分泌等作用。

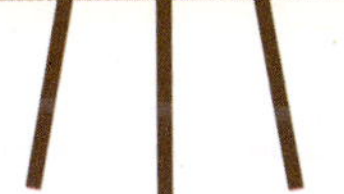

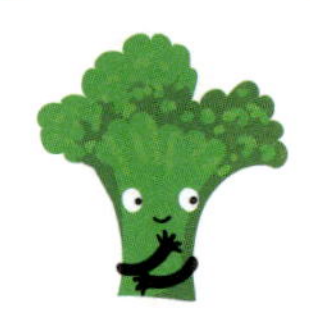

Rang Baobao Aishang Chifan : Congming Baobao Zui Aichi De Yingyang Meishi

让宝宝爱上吃饭：聪明宝宝最爱吃的营养美食

摄　　影：陈　昕　秦　京　刘英飞　刘志刚　刘　计

菜品造型：马　岩　刘　龙　王　欣　张　磊

图片提供：上海富昱特图像技术有限公司

达志影像

北京全景视觉网络科技有限公司

华盖创意图像技术有限公司